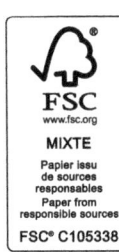

© 1° Edition 2019 - 2° Edition 2024 - Nas E. Boutammina
Graphisme : Nas E. Boutammina
Edition : BoD - Books on Demand, info@bod.fr
Impression : BoD - Books on Demand, In de Tarpen 42, Norderstedt
(Allemagne)
ISBN : 978-2-3221-8843-7
Dépôt légal : Novembre 2019

Dans les mêmes éditions

- NAS E. BOUTAMMINA, « Y-a-t-il eu un temple de Salomon à Jérusalem ? », Edit. BoD, Paris [France], aout 2011.
- NAS E. BOUTAMMINA, « Les ennemis de l'Islam - Le règne des Antésulmans - Avènement de l'Ignorance, de l'Obscurantisme et de l'Immobilisme », Edit. BoD, Paris [France], avril 2010, 2e édition février 2012.
- NAS E. BOUTAMMINA, « Le secret des cellules immunitaires - Théorie bouleversant l'Immunologie [The secrecy of immune cells - Theory upsetting Immunologie] », Edit. BoD, Paris [France], mars 2012.
- NAS E. BOUTAMMINA, « Le Livre bleu - I - Du discours social », Edit. BoD, Paris [France], juillet 2014.
- NAS E. BOUTAMMINA, « Le Rétablisme », Edit. BoD, Paris [France], septembre 2013, 2e édition mars 2015.
- NAS E. BOUTAMMINA, « Comprendre la Renaissance - Falsification et fabrication de l'Histoire de l'Occident », Edit. BoD, Paris [France], août 2013, 2e édition avril 2015.
- NAS E. BOUTAMMINA, « Connaissez-vous l'Islam ? », Edit. BoD, Paris [France], mars 2010, 2e édition avril 2015.
- NAS E. BOUTAMMINA, « Le Malāk, entité de l'Invisible », Edit. BoD, Paris [France], mai 2015.
- NAS E. BOUTAMMINA, « Jésus fils de Marie ou Hiyça ibn Māryām ? », Edit. BoD, Paris [France], janvier 2010, 2e édition juin 2015.
- NAS E. BOUTAMMINA, « Index Historum Prohibitorum », Edit. BoD, Paris [France], juin 2015.
- NAS E. BOUTAMMINA, « Moïse ou Moūwça ? », Edit. BoD, Paris [France], janvier 2010, 2e édition juin 2015.
- NAS E. BOUTAMMINA, « Mahomet ou Moūhammad ? », Edit. BoD, Paris [France], mars 2010, 2e édition juin 2015.
- NAS E. BOUTAMMINA, « Abraham ou Ibrāhiym ? », Edit. BoD, Paris [France], février 2010, 2e édition juin 2015.

- Nas E. Boutammina, « Musulmophobie - Origines ontologique et psychologique », Edit. BoD, Paris [France], décembre 2009, 2ᵉ édition juillet 2015.
- Nas E. Boutammina, « Les Jinn bâtisseurs de pyramides… ? », Edit. BoD, Paris [France], juin 2009, 2ᵉ édition septembre 2015.
- Nas E. Boutammina, « La Mort - Approche anthropologique et eschatologique », Edit. BoD, Paris [France], novembre 2015.
- Nas E. Boutammina, « Les contes des mille et un mythes - Volume I », [Edit. Originale 1 vol. août 1999]. Edit. BoD, Paris [France], juillet 2011, 2ᵉ édition février 2017.
- Nas E. Boutammina, « Les contes des mille et un mythes - Volume II », [Edit. Originale 1 vol. août 1999]. Edit. BoD, Paris [France], novembre 2011, 2ᵉ édition février 2017.
- Nas E. Boutammina, « Le Jinn, créature de l'Invisible », Edit. BoD, Paris [France], décembre 2010, 2ᵉ édition février 2017.
- Nas E. Boutammina, « Sociologie du Français musulman - Perspectives d'avenir ? », Edit. BoD, Paris [France], mai 2011, 2ᵉ édition février 2017.
- Nas E. Boutammina, « Judéo-christianisme - Le mythe des mythes ? », Edit. BoD, Paris [France], juin 2011, 2ᵉ édition mars 2017.
- Nas E. Boutammina, « De l'abomination de la Politique, des politiciens et des partis », Edit. BoD, Paris [France], mars 2018.
- Nas E. Boutammina, « Une société sans politicien, sans parti politique - Concours National aux Fonctions de l'Appareil Etatique [CNFAE] », Edit. BoD, Paris [France], mars 2018.
- Nas E. Boutammina, « Iblis, le Seigneur du monde », Edit. BoD, Paris [France], juin 2019.
- Nas E. Boutammina, « L'Homme caractérisation ontologique - Le Complexe CRN », Edit. BoD, Paris [France], 1° Edition, novembre 2019.
- Nas E. Boutammina, « Sur la piste des Berbères », Edit. BoD, Paris [France], novembre 2020.
- Nas E. Boutammina, « Le numide langue populaire de la Berbérie », Edit. BoD, Paris [France], septembre 2021.

- Nas E. Boutammina, « L'Evangile selon Nas », Edit. BoD, Paris [France], mai 2022.

Ouvrage traduit en version anglaise

- Nas E. Boutammina, « The Retabulism », Edit. BoD, Paris [France], février 2018.
- Nas E. Boutammina, « The Kaabaean, prototype of writing systems », Edit. BoD, Paris [France], janvier 2019.

Collection Néoanthropologie [Anthropologie de l'Islam]

- Nas E. Boutammina, « Apparition de l'Homme - Modélisation islamique - Volume I », Edit. BoD, Paris [France], août 2010, 2e édition juillet 2015.
- Nas E. Boutammina, « L'Homme, qui est-il et d'où vient-il ? - Volume II », Edit. BoD, Paris [France], octobre 2010, 2e édition juillet 2015.
- Nas E. Boutammina, « Classification islamique de la Préhistoire - Volume III », Edit. BoD, Paris [France], novembre 2010, 2e édition juillet 2015.
- Nas E. Boutammina, « Expansion de l'Homme sur la Terre depuis son origine par mouvement ondulatoire - Volume IV », Edit. BoD, Paris [France], novembre 2010, 2e édition juillet 2015.
- Nas E. Boutammina, « Le Kaabaéen prototype des systèmes d'écriture » - Volume V », Edit. BoD, Paris [France], avril 2016, 2e édition mai 2016.
- Nas E. Boutammina, « Industries, vestiges archéologiques et préhistoriques - Action aléatoire de la nature & Action intentionnelle de l'Homme » - Volume VI », Edit. BoD, Paris [France], juillet 2016.

Collection Œuvres universelles de l'Islam

- Nas E. Boutammina, « Les Fondateurs de la Chimie », Edit. BoD, Paris [France], octobre 2013.

- Nas E. Boutammina Nas E. Boutammina, « Les Fondateurs de la Pharmacologie », Edit. BoD, Paris [France], novembre 2014.
- Nas E. Boutammina, « Les Fondateurs de la Médecine », Edit. BoD, Paris [France], septembre 2011, 2ᵉ édition mars 2017.
- Nas E. Boutammina, « Les Fondateurs de la Botanique », Edit. BoD, Paris [France], mai 2017.
- Nas E. Boutammina, « Les Fondateurs de l'Agronomie », Edit. BoD, Paris [France], juin 2018.
- Nas E. Boutammina, « Les Fondateurs de la Zoologie et de la Médecine vétérinaire », Edit. BoD, Paris [France], décembre 2018.

Nas E. Boutammina

L'Homme caractérisation ontologique
-
Le Complexe CRN

Introduction

Depuis l'aube de l'Humanité, une interrogation récurrente se pose : l'Homme, qui est-il ? De nos jours, la question de l'Homme exerce une puissante emprise sur les Sciences humaines et en particulier, l'anthropologie qui le situe et le classe, naturellement, en tête de la lignée des mammifères supérieurs, du fait de sa primauté car nanti de caractères uniques, d'une « *spécificité significative* », qui le différencie de toutes les autres créatures vivantes peuplant la Terre : le *cortex cérébral*.

L'Homme est une créature douée de libre-arbitre, de raison, ce qui équivaut à une réponse affirmative à sa spécificité. Cette dernière est-elle la résultante finale d'une création distincte de l'état simplement animal [anthropoïde] ? De plus, est-elle est une réfutation à la thèse évolutionniste, qui affirme que le caractère distinctif de l'Humanité soit apparu par quelque mutation spontanée ; conceptrice d'une nouvelle espèce animale pourvue sous l'initiative du hasard d'une intelligence et apte à dominer toutes les autres ?

Cette idée qui admet une complète subversion souligne tout de même un gouffre radical entre l'être de l'homme et l'animal en sorte que, chez ce dernier l'ordre proprement instinctuel, comme aussi dans les divers phénomènes, donne au corps et même à la vie organique une portée signifiante.

La manière de voir l'Homme implique, par exemple, que l'on ne fasse pas de la *raison* une idée statique, ni non plus que l'on suppose l'isoler du corps. Le sens de la raison est solidaire du libre-arbitre, de la responsabilité, du langage, de la morale, etc.

Cette notion fondamentale [raison] n'empêche donc pas une conception relative aux rapports de l'homme à l'animalité tels que certains caractères congénitaux [comportement instinctif, par exemple] et à la nature en général comme la trame organique commune, c'est à dire la structure qui constitue la charpente ou la partie fondamentale d'un tissu animal ou végétal.

I - Quelques définitions concises

A - *Homme*

D'après les évolutionnistes, l'Homme est un mammifère de l'ordre des *Primates*, seule espèce vivante des *Hominidés*, caractérisé par son cerveau volumineux, sa station verticale, ses mains préhensiles et par une intelligence douée de facultés d'abstraction, de généralisation, et capable d'engendrer le langage articulé.

B - *Hominisation*[1]

Selon les évolutionnistes, processus évolutif qui a conduit à la formation de l'Homme actuel, à partir de certains Primates ayant acquis des caractères tels que la station debout, l'augmentation du volume du cerveau et le développement des facultés intellectuelles.

C - *Evolution*

Série de transformations qui ont conduit à l'apparition, puis à la diversification des espèces par filiation à partir d'une même forme de vie primitive. Synonyme : *phylogénèse*. Formation et développement des espèces vivantes au cours des temps ; par métonymie, étude de ce processus. *Evolutionniste*. Partisan de l'évolutionnisme.

---

[1] Nas E. BOUTAMMINA, « Classification islamique de la Préhistoire - Volume III », Edit. BoD, Paris [France], novembre 2010, 2ᵉ édition juillet 2015.

D - *Systématique évolutionniste ou évolutionnisme*

Dénommée également *systématique évolutive, éclectique* ou *synthétiste*, est une école de systématique, et plus particulièrement de *taxonomie*[2] *évolutive*[3] qui a pour objectif de constituer une classification phylogénétique en s'appuyant à la fois sur la généalogie des espèces et de leurs distances phénotypiques [leurs différents plans d'organisation]. L'évolutionnisme est représenté par un arbre phylogénétique, ou *phylogramme*[4].

En biologie, l'expression « *évolutionnisme* » s'utilise aussi pour indiquer l'ensemble des théories de l'évolution [*darwinisme, mutationnisme, néodarwinisme, neutralisme*, etc.] expliquant la transformation des espèces au cours du temps.

Ne pas confondre ces deux utilisations, même si la distinction ne se montre pas simple dans la mesure où, dans les idées de la pensée « *évolutionniste* », des scientifiques se présentent à la fois systématiciens et théoriciens de l'évolution.

---

[2] *Taxonomie*. Science des lois et des principes de la classification des organismes vivants ; par extension, science de la classification.
[3] M. L. CAIN, H. DAMMAN, P. A. LUE & C. KAESEUK YOON, « Découvrir la Biologie », Edit. De Boeck Supérieur, Bruxelles [Belgique] 2006.
[4] E. MAYR, « Biological Classification : Toward a Synthesis of Opposing Methodologies », *Science*, vol. 214, n° 4520, 30 octobre 1981, p. 510-516.

E - *Cladistique*[5] *ou systématique phylogénétique*[6]

Théorie des *clades*[7] et des *cladogrammes* et de la reconstruction des relations de parenté entre les êtres vivants. Un *clade* [groupe monophylétique] est un groupe duquel tous les membres sont plus apparentés entre eux qu'avec n'importe quel autre groupe, et un *cladogramme* [arbre phylogénétique] est une hiérarchie de clades. Le cladogramme précise des relations de degrés de parenté entre les taxons qu'il classifie[8]. Dans le cadre de la théorie de l'évolution, les rapports de degré de parenté entre taxons sont montrés par l'existence d'*ancêtres communs*[9].

---

[5] *Analyse cladistique*. Elle procure, au niveau de la théorie cladistique, une méthode permettant la reconstruction des cladogrammes sur la base d'états de caractères dérivés partagés, aussi dénommés *synapomorphies*. Celle-ci permet la reconstruction phylogénétique dans le cadre de la *théorie cladistique*. L'analyse cladistique utilise la synapomorphie, acquise par un ancêtre et héritée par tous ses descendants, afin de présenter des hypothèses de clades [Caractère phénotypique]. Les caractères peuvent en cladistique contenir des connaissances morphologiques, génétiques, biochimiques ou encore comportementales. Actuellement, la cladistique est encore employée en phylogénétique où les analyses sont effectuées à l'aide de programmes informatiques. Elle est également utilisée en taxonomie pour déterminer des taxons reflétant l'*évolution des espèces*.
[6] J. L. GITTLEMAN, « Phylogeny [Biology] », *Encyclopædia Britannica*, 1998.
[7] *Clade*. Egalement nommé groupe monophylétique, est un groupe d'organismes, vivants ou ayant vécu, incluant un organisme particulier et la totalité de ses descendants.
[8] P. DARLU & P. TASSY, « La reconstruction phylogénétique. Concepts et Méthodes », Edit. Matériologiques, 1993. Edition revue et corrigée 2019.
[9] Le fait que deux taxons soient plus proches parents entre eux que d'un troisième implique que les deux premiers descendent d'un ancêtre commun spécifique

F - Animal

Par opposition à ce qui est spécifique de l'Homme, qui a trait, qui se rapporte à l'animal, à l'être animé. En biologie, selon la *classification classique*[10], l'animal est un être vivant *hétérotrophe*[11], c'est-à-dire qu'il s'alimente de substances organiques. De même que les autres êtres vivants, tout animal a des semblables avec qui il constitue un groupe homogène, appelé *espèce*.

De manière consensuelle, quel que soit le nom utilisé ou quelle que soit la classification retenue [*évolutionniste* ou *cladiste*], les animaux sont représentés comme des organismes eucaryotes pluricellulaires habituellement mobiles et hétérotrophes.

Dans le langage courant, le mot « *animal* » ou « *non-humain* » est fréquemment usité pour différencier le reste du monde animal des humains. La science qui se consacre à l'étude du règne animal est la Zoologie.

---

[10] *Classification classique* [ou *linnéenne*]. Paradigme de classement des espèces vivantes où celles-ci sont classées plutôt subjectivement sur les ressemblances les plus visibles entre elles. Elle s'est développée en intégrant le système de nomenclature proposé à partir de 1735 par Carl von Linné [1707-1778]. Les espèces reçoivent un nom latinisé, constitué de deux termes [*nomenclature binominale*] et sont hiérarchisées en genres, familles, ordres, classes, embranchements et règnes. Cette classification est dénommée « *classique* » par opposition à la classification phylogénétique, formalisée en 1950 et essentiellement basée sur la cladistique, une méthode de reconstruction phylogénétique qui a remplacé en grande partie la classification traditionnelle dans la plupart des milieux scientifiques et universitaires.

[11] *Hétérotrophe*. Qui ne peut pas synthétiser par lui-même les éléments constituants des substances organiques dont il se nourrit.

G - Ontologie/Ontologique

Réflexion critique qui a pour objet l'étude des propriétés les plus générales de l'être, telles que l'existence, la possibilité, la durée, le devenir. L'*ontologie* c'est la question du « *sens de l'être humain* », qui est-il, d'où vient-il, où va-t-il ?

H - Eschatologie/Eschatologique

Doctrine relative à la *Rencontre Universelle* et à la *Rétribution* assignées aux fins dernières de l'Homme. Considérations relatives à l'au-delà, à la fin des temps de la situation de l'Humanité. L'*eschatologie* [*eschatos*, « dernier » - *lógos*, « discours », « étude »] relève de la théologie en lien avec les derniers temps, les derniers événements de l'histoire du monde ou l'ultime destinée du genre humain dans de nombreuses religions.

I - Complexe

Composé d'éléments qui entretiennent des rapports nombreux, diversifiés, difficiles à saisir par l'esprit, et présentant souvent des aspects différents.

J - Ontogenèse ou Ontogénie

Terme qui décrit le développement progressif d'un organisme depuis sa conception jusqu'à sa forme mûre, voire jusqu'à sa mort. En biologie du développement, ce terme s'applique aussi bien aux êtres vivants non-humains qu'aux êtres humains. L'ontologie désigne plus généralement les transformations structurelles observées dans un système vivant qui lui donne son organisation ou sa forme finale.

K - Vie/Vivant

Fait de vivre ; ensemble des phénomènes et des fonctions essentielles se manifestant de la naissance à la mort et caractérisant les êtres vivants.

Vivant. Qui est doué de vie ; qui possède les propriétés physico-chimiques caractérisant la *Vie* et qui la différencient de l'inerte, du minéral.

L - Mort

Cessation de la vie, de l'existence. En Biologie/Médecine. Arrêt complet et définitif des fonctions d'un organisme vivant, avec disparition de sa cohérence fonctionnelle et destruction progressive de ses unités tissulaires et cellulaires.

M - Ordre & Désordre

Notion fondamentale d'un point de vue divin. Dieu a créé deux sortes de Lois. L'une régissant l'Univers, la Création que l'on nomme Lois de la Nature, Lois de la Physique. L'autre est celle régissant les sociétés humaines et révélée dans le Coran : l'*Islam*.

La notion d'*Ordre* et de *Désordre* est conforme à la réalité de l'Univers, à la Vérité divine, de portée universelle et immuable ; elle et est évidemment préférable aux concepts de « *bien* » et « *mal* », très ambiguës, souvent un non-sens et évolutifs dans le temps et l'espace ; ils sont à rejeter car ce sont des non-sens. Pour certaines religions comme le Judaïsme ou le Christianisme, la conception du « *bien* » et du « *mal* » repose sur une dualité issue de la tradition religieuse *suméro-babylonienne démiurgique.*

Par définition, l'*Ordre* c'est l'ensemble de règles, de lois régissant l'Univers. L'Ordre, c'est le principe de causalité, de finalité, c'est une unité de lois déterminant l'organisation, l'évolution du monde considéré comme la manifestation d'une Volonté organisatrice ou comme une propriété de la matière. Par extension, c'est l'ensemble des règles qui permettent un bon fonctionnement à la société humaine. Le *Désordre*, c'est l'absence d'ordre, le chaos ; c'est l'absence d'organisation, de règles, de lois, c'est le manque de règles morales, etc.

Par exemple une action peut paraître « *mal* » et en réalité, il s'agit d'un « *bien* ». En effet, d'un point de vue humain, une action peut sembler être un « *mal* », mais d'un point de vue divin, c'est un « *bien* ». [se conférer à la pérégrination de Moūwça et des actions de son compagnon[12]].

« *Tout Nafs doit goûter la mort. Nous vous éprouverons par le Désordre et par l'Ordre* [*à titre*] *de démarche. Et c'est à Nous que vous serez ramenés.* » *(Coran, 21-35)*

---

[12] « *CORAN, 18-65 à 82* ».

II - L'Homme entité singulière

Mammifère, seule créature vivante caractérisée par son cerveau volumineux, sa station verticale, ses mains préhensiles et par un libre-arbitre, une intelligence, doué de facultés d'abstraction, de généralisation, et capable d'engendrer le langage articulé. Du message coranique, nous tirons des enseignements sur l'origine de l'Humanité qui sont en contradiction formelle avec les théories ou conceptions évolutionnistes, matérialistes ou encore mécanistes[13].

Quoi qu'il en soit, les Sciences médicales et biologiques fournissent en général des données explicites que l'Homme est une créature dont sa constitution et son apparition n'ont rien de hasardeux ou d'accidentel : il provient d'un plan organisationnel murement réfléchi[14]. En effet, la communauté scientifique actuelle formée aux écoles de l'évolutionnisme et/ou de la cladistique ne conçoit l'être vivant, dont l'Homme, que comme un assemblage de molécules sous l'effet de réactions physico-chimiques *complexes* que le *hasard* a crée au grée de la sélection de « *Mère Nature* »[15].

---

[13] NAS E. BOUTAMMINA, « L'Homme, qui est-il et d'où vient-il ? - Volume II », Edit. BoD, Paris [France], octobre 2010, 2ᵉ édition juillet 2015.
[14] NAS E. BOUTAMMINA, « Apparition de l'Homme - Modélisation islamique - Volume I », Edit. BoD, Paris [France], août 2010, 2ᵉ édition juillet 2015.
[15] NAS E. BOUTAMMINA, « Classification islamique de la Préhistoire - Volume III », Edit. BoD, Paris [France], novembre 2010, 2ᵉ édition juillet 2015.

L'Homme est, par exemple, selon la version officielle de la communauté scientifique, issu d'ancêtres simiens [Pongidae] qui eux-mêmes descendent de créatures encore plus rudimentaires qui proviennent d'une cellule procaryote primitive : la *bactérie*. A partir de là, l'Homme s'échafaude accidentellement et graduellement selon un montage chimique et organique, l'ADN [acides nucléiques, acides aminés, etc.] et le tout agencé de manière fortuite au grée de perturbations moléculaires aléatoires, sous l'effet de la pression et de la température.

Puis une sélection naturelle « *intelligente* », résultat d'anomalies génétiques [*mutagenèse*] érigées sur des millions d'années, a permis l'agencement de divers systèmes [nerveux, digestif, musculaire, osseux, circulatoire, reproducteur, etc.] à l'origine d'un être « *vivant* » douée d'autonomie : une *mécanique organique hypercomplexe*.

Qu'est-ce que la notion de Vie, de Vivant ? Le concept de Vie est par définition, le fait d'*exister*, d'*être vivant* par opposition à l'*inexistant*, c'est à dire qui n'*existe pas* ou par extension à quelque chose qui *a existé* mais qui est *mort*. Cette dernière se définit par la cessation définitive de la *Vie*.

Ainsi, la notion même du *Vivant*, de ce qui fait « *Exister* », « *qui vit* », « *qui est doué de vie* » ; la propriété qui fait la différence avec « *ce qui est sans vie* », « *ce qui est inerte* » ; bref ce qui distingue un oiseau d'une roche, l'Homme d'un minéral est une thématique indiscernable que la communauté scientifique ne peut et ne sait appréhender.

Ce « *processus*[16] » ou « *phénomène* » qu'est la Vie au-delà des réactions physico-chimiques ou physiologiques porte le nom de *Rouh*. Le siège des manifestations de la conscience, de la raison dont sont tributaires le libre-arbitre, la cognition, l'aptitude à la religiosité, etc. est le *Nafs*. Ces principes existentiels ou ontologiques [*Rouh* et *Nafs*] n'ont aucune transmission génétique, ne sont pas assujettis au hasard, ni à la sélection naturelle et ni aux évènements chromosomiques. Ce sont des faits qui ne s'accordent aucunement avec le tableau que brossent l'analyse cladistique ou la systématique évolutionniste.

« De quoi [Dieu] l'a-t-Il créé [l'Homme] ? » (Coran, 80-18)

« L'homme ne se rappelle-t-il pas qu'avant cela, c'est Nous [Dieu] qui l'avons créé, alors qu'il n'était rien ? » (Coran, 19-67)

« S'est-il écoulé pour l'homme un laps de temps durant lequel il n'était même pas une chose mentionnable ? » (Coran, 76-1)

La culture en laboratoire de cellules constitutives de tissus organiques [par exemple, cellule osseuse, musculaire, etc.] à preuve du contraire ne tend jamais que vers la mise en culture ou en croissance d'éléments cellulaires dans des milieux nutritionnels particuliers. Le fondement inhérent à l'existence d'un être « *vivant* » n'est pas une réaction physiologique physico-chimique [la sécrétion d'adrénaline à la suite d'une stimulation neurophysiologique, par exemple], il s'agit d'un *phénomène* inconnu, inobservable,

---

[16] *Processus*. Ensemble d'opérations successives, organisées en vue d'un résultat déterminé.

inquantifiable et non reproductible en laboratoire dont sont dotés tous les êtres vivants : le *Rouh*.

« Comment pouvez-vous renier Dieu, considérant qu'Il vous a donné la vie alors que vous étiez inexistants ? […] » (Coran, 2-28)

Le terme *fabriquer*, c'est faire, réaliser une chose applicable à un usage déterminé, *à partir d'une ou plusieurs matières données* [présents dans la nature]. Subséquemment, « *fabriquer* » consiste à « *transformer des matières premières existantes* [dans l'exemple de la culture de cellules] », alors que *créer*, c'est « *produire quelque chose à partir de rien* », « *ex nihilo* ». A preuve du contraire, aucun être n'a été crée vivant, c'est à dire *produit de rien* et disposant de la *Vie*. De nos jours, les établissements de recherche scientifique fabriquent [culture, croissance] divers tissus humains mais aucun laboratoire ne *crée* quoi que ce soit de vivant *à partir de rien* !

Le *complexe Corps-Rouh* définit ici une démarcation entre l'objet de la médecine [l'Homme] et celui du phénomène [la Vie]. Les investigations sur le complexe *Corps-Rouh* méritent d'être toujours examinées avec leurs implications *déistes* [théologiques, métaphysiques] et *scientifiques* [biophysiques et médicales]. De plus, la notion du *complexe Corps-Rouh* est loin d'évoquer l'aspect restrictif sous lequel nos connaissances actuelles le conçoit.

Le *Corps* reste une enveloppe [terrestre, atomique] délicate qui nécessite d'être protégée pour limiter le risque de destruction de l'intégrité du complexe entier [*Corps-Rouh-Nafs*] de l'individu.

C'est pourquoi Dieu lui a attribué un appareillage corporel [ouïe, odorat, vue, toucher, etc.] nécessaire à son *instinct*[17] de survie ou de conservation.

---

[17] *Instinct*. Tendance innée, à l'origine de certaines activités élémentaires automatiques de l'homme. Par extension, mouvement intérieur, surtout chez l'animal, qui pousse le sujet à exécuter des actes adaptés à un but dont il n'a pas conscience.

III - Le Corps humain

A - Définition

Le corps humain[18] est composé de plusieurs systèmes : *osseux, musculaire, nerveux, cardiovasculaire, lymphatique, endocrinien, respiratoire, urinaire, digestif, reproducteur*. Les sciences biologiques et médicales visent à décrire l'organisation et le fonctionnement du corps humain.

B - Constitution

Le corps humain[19] est est l'un des éléments ontologiques le mieux connu quoi qu'il reste encore tellement à découvrir. En effet, l'état des connaissances relatives à l'Homme est apporté par la biologie et les sciences médicales dont l'anatomie et la physiologie qui décrivent à la fois la forme générale ou morphologie, et la fine structure microscopique ou histologie pour la première et le fonctionnement de l'organisme tout entier ou de ses constituants pour la seconde ; son approche de la biologie est donc, en principe, dynamique. L'homme est identifié par des caractéristiques propres qui le distinguent des autres espèces et le situe par rapport à elles. L'homme a été crée selon un ordre bien précis. D'abord le *Corps*, puis le *Rouh*, enfin la dernière étape, le

---

[18] F. NETTER, « Atlas d'Anatomie humaine », Edit. Elsevier Masson, Paris, 2019.
[19] H. RAFF, E. P. WIDMAIER & K. T. STRANG, « Physiologie humaine : Les mécanismes du fonctionnement de l'organisme », Edit. Maloine, 2013.

Nafs[20]. Sans incertitude, ni hésitation, ni erreur, la création de l'Homme suit un processus intelligible, une organisation rationnelle qui satisfait les exigences d'une logique. Celles-ci pouvant être saisie à l'instar du Corps qui est institué parmi les différents éléments primordiaux que sont le *complexe Rouh-Nafs*.

Le corps démontre une disposition, une distribution dans un ensemble [« *complexe* »] d'une part bien identifiée, explicitée et ne laisse place à aucune incertitude ; d'autre part, conforme à une loi, à des règles. Il détermine sa place de la façon la plus satisfaisante, la plus fonctionnelle pour une finalité déterminée.

Quoi qu'il en soit, le corps méthodiquement élaboré est un témoignage de rigueur et de clarté émanant d'une *Intelligence Suprême*. Par le corps, Dieu donne des preuves tangibles de la réalité, de la vérité ou de la *véracité humaine*[21].

« *Ô homme ! Qu'est-ce qui t'a trompé au sujet de ton Seigneur, le Noble,* » *(Coran, 82-6)*

« *qui t'a créé, puis modelé et constitué harmonieusement ?* » *(Coran, 82-7)*

« *Il t'a façonné dans la forme qu'Il a voulue* » *(Coran, 82-8)*

Tout individu humain voit sa constitution fondée sur un tronc commun, à quoi s'ajoute sa spécificité sexuelle. Ce

---

[20] Nas E. Boutammina, « Apparition de l'Homme - Modélisation islamique - Volume I », Edit. BoD, Paris [France], août 2010, 2ᵉ édition juillet 2015.
[21] Nas E. Boutammina, « L'Homme, qui est-il et d'où vient-il ? - Volume II », Edit. BoD, Paris [France], octobre 2010, 2ᵉ édition juillet 2015.

tronc commun est, pour les deux sexes, un nombre identique d'organes dont la fonction est commune : peau, cœur, intestins, foie, cerveau, nombre d'os, de muscles, présence d'hormones identiques mais en différente quantité, etc.

Un organe est une entité structurelle et fonctionnelle formée de différents tissus doués de capacités complémentaires et exerçant une fonction spécifique mais n'ayant de sens qu'au sein d'un système appelé *appareil*. Ainsi, le corps humain est crée d'organes, eux-mêmes constitués de cellules, elles-mêmes composées de molécules, elles-mêmes formées d'atomes.

Dans un corps humain, la teneur en eau représente environ 65 % de sa masse, soit environ 45 litres d'eau pour une personne d'environ 70 kg. Cependant, la teneur totale en eau dans un corps humain dépend de plusieurs facteurs tels que la taille, la corpulence ou bien l'âge.

L'eau entre ainsi dans la composition de presque tout ce que l'on trouve dans le corps humain : la peau, les muscles, les réseaux de circulation du sang ou des nerfs, les organes... et même dans les os.

Les humains présentent un dimorphisme sexuel pour de nombreuses caractéristiques et qui se trouve au niveau de la taille, le poids et la structure du corps.

Globalement, l'anatomie masculine se différencie de celle des femmes par une taille, une masse et un indice de masse corporelle supérieurs. Le système pileux est en général plus développé chez les hommes.

C - Eléments composant le corps humain

La majeure partie du Corps humain est composée d'eau. Les cellules présentes dans le corps ont entre 65% et 90% de leur poids en eau. Dès lors, l'élément le plus présent en masse dans le corps humain est l'oxygène.

Le carbone, l'élément de base des cellules organiques vient également en deuxième position. 98.5% de la masse du corps humain sont représentés par seulement six éléments : oxygène [O], carbone [C], hydrogène [H], azote [N], calcium [Ca], phosphore [P].

Hydrogène [H], qui représente plus de 60 % de tous les atomes présents. L'oxygène [O] représente près de 25 % de tous les atomes, et le carbone [C] plus de 15 % de tous les atomes.

L'oxygène est présent dans l'eau et dans la plupart des molécules organiques de notre corps, et qui représente 65 % de la masse totale du corps. Le carbone 20 % de la masse totale suivi de l'hydrogène 10 % de la masse totale.

Le corps humain contient beaucoup d'éléments dont certains sont présents en grande quantité alors que d'autres sont présents en traces infinitésimales mais cependant utiles ou indispensables au bon fonctionnement de notre métabolisme.

TABLEAU - LES TAUX DES ELEMENTS CHIMIQUES PRESENTS DANS LE CORPS HUMAIN

ELEMENT CHIMIQUE	% [POIDS]	PRESENCE DANS LE CORPS HUMAIN
Oxygène	65	Fluides et tissus [carbohydrates, protéines, graisses, ADN, ARN, eau corporelle, os]
Carbone	18	Partout [carbohydrates, protéines, graisses, ADN, ARN]
Hydrogène	10	Fluides et tissus [carbohydrates, protéines, graisses, ADN, ARN, eau corporelle, os]
Azote	3	Fluides et tissus [protéines, graisses, ADN, ARN]
Calcium	1.5	Partout [os essentiellement]
Phosphore	1	Urine, protéines, graisses, ADN, ARN, os
Potassium	0.4	Eau corporelle
Soufre	0.3	Protéines
Sodium	0.2	Fluides et tissus [eau corporelle essentiellement]
Chlore	0.2	Eau corporelle
Magnésium	0.1	Partout [enzyme permettant synthèse ADN]
Iode	0.1	Enzymes aidant la synthèse d'hormones
Fer	0.1	Enzymes permettant transport oxygène du sang
Zinc	Trace	Enzymes [stabilise ces dernières]
Cuivre	Trace	Enzymes
Sélénium	Trace	Enzymes
Molybdène	Trace	Enzymes
Fluor	Trace	Os et dents
Manganèse	Trace	Enzymes permettant synthèse ADN
Cobalt	Trace	
Lithium	Trace infime	Enzymes
Strontium	Trace infime	Enzymes
Aluminium	Trace infime	Enzymes
Silicium	Trace infime	Muscles et peau
Plomb	Trace infime	Enzymes
Vanadium	Trace infime	Enzymes
Arsenic	Trace infime	Enzymes
Brome	Trace infime	Enzymes

1 - Allusion à l'Homme et la poussière, la terre, l'argile, la boue

a - Poussière

Particule extrêmement fine et légère de terre desséchée.

b - Terre

Matériau minéral granulaire, composé de matière solide, liquide et gazeuse. Matière friable, de composition variable, provenant de la dégradation des roches et de la décomposition des débris végétaux et animaux. Substance en tant qu'élément propre à la croissance des végétaux, aux cultures.

c - Argile

Terre glaise [compacte, imperméable], composée de silicate d'alumine hydraté résultant surtout de la décomposition des feldspaths, ayant généralement l'aspect d'une terre molle, de couleur grise ou rougeâtre. Argile particulièrement apte à être modelée.

L'argile est malléable quand elle est froide et humide, mais elle acquiert une dureté remarquable aux grandes chaleurs ; on rend donc une œuvre en argile quasiment inaltérable grâce à la cuisson : la forme éphémère devient ainsi apte à traverser les siècles.

d - Boue

Mélange de terre [imprégnée d'éléments minéraux] ou de *poussière* [mélange de particules solides, de nature très diverse, extrêmement ténues et légères, qui se maintiennent en suspension dans l'air ou qui se déposent sous forme d'une pellicule poudreuse] et d'eau formant une couche plus ou moins épaisse sur le sol.

« Pour Dieu, l'exemple de Hiyça est comme celui d'Hādām qu'Il créa de poussière, puis Il lui dit « Sois ! » : et il fut. » (Coran, 3-59)

« C'est Lui [Dieu] qui vous [Humains] a créés « d'argile » […]. » (Coran, 6-2)

« Nous créâmes l'homme d'une « argile [« crissante »], extraite d'une boue. » (Coran, 15-26)

« Nous avons certes créé l'Homme [Hādām] d'un extrait "d'argile"… » (Coran, 23-12)

« Et Dieu vous a créés de terre, puis d'une goutte de sperme… » (Coran, 35-11)

L'allusion à la *poussière*, la *terre*, l'*argile*, la *boue* quant à la création de l'Homme par Dieu est très judicieuse. Elle est usitée pour deux raisons : la première est de mettre en relation de manière non causale la poussière, la terre, l'argile, la boue avec la création de l'Homme que Dieu présente à la fois comme de nature différente et comme liée de manière pertinente en tant qu'exemplification. Ceci afin de la rendre intelligible, plus claire pour que l'auditorat, c'est à dire les hommes de l'époque de la Révélation coranique, avant l'avènement de la Science, puisse saisir intellectuellement le rapport de signification qui existe entre tel signe [la poussière, la terre, l'argile] et la chose signifiée [création de l'Homme], notamment au niveau du sens de ce type d'informations.

Ajoutons qu'à cette époque, dans toutes les sociétés

humaines circulaient des récits et des croyances farfelus et invraisemblables concernant l'origine de l'Homme [et celle de l'Univers].

A titre d'exemples, citons qu'en Grèce, les humains seraient nés à partir des dents du serpent *Ophion* piétiné par la déesse *Gaia*. En Inde, *Brahma* crée les humains en faisant tomber sa semence alors qu'il poursuivait sa fille *Sarasvati* ou *Sandhyâ* la fille de *Shiva*.

L'œuf primordial souvent représenté comme le germe ayant produit l'Univers et l'humanité : *Pan Gu* en Chine, *Puruska* dans les textes sanskrits en Inde, *Nommo* chez les Dogons, etc.

Les croyances babyloniennes le dieu Marduk détruit l'époux de Tiamat Kingu, et utilise son sang pour créer l'humanité. Celles du Shinto, les enfants de divinités primordiales, *Izanagi* et *Izanami* eurent d'abord deux enfants mal formés, puis les huit grandes îles du Japon, les divinités et les grands ancêtres du peuple japonais.

La deuxième raison de l'utilisation des locutions comme la poussière, la terre, l'argile, la boue par Dieu est d'ordre scientifique, puisque l'Homme a réellement été créé du même matériel élémentaire que la poussière, la terre, l'argile, la boue.

En effet, la composition des éléments physico-chimiques qui composent la poussière, la terre, l'argile, la boue est la même que celle qui constitue toute matière vivante organique [par exemple, animal, homme, organes, sperme, etc.].

2 - Composition du sol : poussière, terre, argile, boue[22]

La *pédologie*[23] détermine le sol [*terre, boue, poussière, argile*] comme un matériau minéral granulaire [*silicates*], composé de matière solide, liquide et gazeuse. La *fraction solide* est composée de grains : cailloux, graviers, de sables, limon, argile, oxydes et hydroxydes [Fer, Cuivre, Plomb, etc.] métalliques qui ont des propriétés colorantes.

La *fraction liquide* est formée d'eau et de corps organiques et minéraux dissous dans cette eau [*Calcium, Phosphore, Potassium, Fluor, Molybdène, Soufre, Sodium, Chlore, Magnésium, Brome, Sélénium*, etc.].

La *fraction gazeuse* est constituée d'*Azote*, d'*Oxygène*, de *Carbone* [gaz carbonique], ainsi que de gaz provenant de la vie [matière organique] présente dans la terre [*Hydrogène, Méthane*, etc.].

La *fraction organique* est définie comme une matière carbonée résultant de la décomposition et du métabolisme d'êtres vivants végétaux, animaux et microbiens [*fongiques, bactériens*]. Elle forme l'*humus*[24].

La *fraction liquide* est constituée essentiellement d'eau et d'éléments dissous. L'air du sol est constitué de gaz libres et

---

[22] M. RENARD, Y LAGABRIELLE, E. MARTIN, M. DE RAFAELIS & J.C. POMEROL, « Eléments de géologie », Edit. Dunod, 2018.
[23] *Pédologie*. La pédologie est la science qui étudie les sols, c'est une branche de la géologie appliquée. Le pédologue est le spécialiste de l'étude des sols.
[24] *Humus*. Terre brune noirâtre provenant de la décomposition de débris végétaux et/ou animaux dans le sol et qui contribue à sa fertilité.

dissous. Sa composition[25] est toujours assez voisine de celle de l'air atmosphérique avec lequel il est en contact permanent[26].

On retrouve ces mêmes éléments [eau, oligoéléments, microorganisme -fongique, bactérien, etc.-] présents dans l'organisme et la constitution du corps humain !

3 - Fonction du Corps

Le Corps humain ou l'organisme est formé de 11 systèmes. C'est le degré d'organisation le plus complexe. Il représente l'ensemble de tous les niveaux qui œuvrent en synergie pour assurer le maintien de la Vie. Aucun des systèmes ne travaille de manière totalement indépendante ; ils participent tous au bien-être de l'organisme entier.

Le Corps humain vit grâce à différents systèmes [respiratoire, digestif, circulatoire, nerveux, musculaire, squelettique, reproducteur, etc.]. Chaque système assure une fonction particulière qui permet au corps de vivre [respirer, nourrir et digérer, réfléchir et commander, faire circuler le sang, se déplacer, se protéger, ressentir, percevoir, etc.]. Chaque système est composé de plusieurs organes qui travaillent ensemble pour la même fonction : assurer la *Vie*, c'est à dire *la sauvegarde du Rouh*.

Le Corps humain comprend plusieurs niveaux d'organisation que l'on peut classer par ordre décroissant :

---

[25] A. MUSY & M. SOUTTER, « Physique du sol », PPUR presses polytechniques, 1991.
[26] Ces différences [concentration en CO_2 et O_2] sont dues essentiellement à la respiration microbienne qui se traduit par la consommation d'oxygène, prélevée dans le sol, laquelle s'accompagne de la production de gaz CO_2.

organisme, systèmes, organes, tissus, cellules, molécules.

- *Systèmes*. Ils assurent trois fonctions majeures : les fonctions de relation, de nutrition et de reproduction.
- *Organes*. Ce sont des structures anatomiques identifiables composées d'au moins deux tissus.
- *Tissu*. C'est un ensemble de cellules différenciées dotées de propriétés analogues. On différencie quatre principaux types de tissus : *épithélial, conjonctif, musculaire* et *nerveux*.
- *Cellules*. Elles représentent l'unité structurale et fonctionnelle de l'organisme ; elles contiennent et sont formées par des molécules.
- *Molécules*. Elles forment des éléments fondamentaux.

Le Corps doit faire face aux changements constants du milieu interne et de l'environnement et doit donc s'adapter. Il s'agit de l'*homéostasie*[27].

4 - Embryogenèse - Organogenèse

Chez les animaux, l'organogénèse est l'étape de la formation de l'embryon durant laquelle apparaissent les principaux organes. Chez l'Homme, elle intervient entre la cinquième et la huitième semaine.

---

[27] *Homéostasie*. Processus physiologique permettant à l'organisme de maintenir ou de ramener les différentes constantes physiologiques [température, débit sanguin, tension artérielle, etc.] nécessaires à son bon fonctionnement à des degrés qui ne s'écartent pas de la normale.

Chez l'embryon humain, les organes commencent à se former à la cinquième semaine : c'est le début de l'*organogenèse*. Elle se terminera à la huitième semaine. Alors que l'embryon ne mesure encore que 4 cm, tous les organes sont en place

a - Cœur

Bien qu'étant le premier organe fonctionnel de l'organisme, le cœur n'apparaît pas du néant. Il se forme progressivement durant la vie embryonnaire à partir de la troisième semaine du développement.

Le cœur apparaît tôt au cours du développement embryonnaire : ses premières ébauches se forment dès le 20e jour de développement et ses battements seront fonctionnels au 23e jour.

b - Système nerveux central

Il se constitue à partir du *tube neural* individualisé à la troisième semaine du développement. Dès la quatrième semaine du développement sa partie céphalique présente des zones dilatées, *les vésicules cérébrales primitives*, et augmente rapidement de volume pour constituer l'ébauche du *cerveau* tandis que la partie caudale, restée tubulaire et de calibre restreint, sera à l'origine de la *moelle spinale*.

C'est également au cours de la quatrième semaine que les *crêtes neurales* se fragmentent en amas cellulaires disposés de chaque côté de la moelle spinale au niveau de chaque métamère, les futurs *ganglions spinaux*.

DIFFERENTS STADES DU DEVELOPPEMENT EMBRYONAIRE - ORGANOGENESE

STADES	F*	S*	N*	ORGANOGENESE - HISTOGENESE				
AGE [EN SEMAINE]	1		2	3	4	5	6	7
Système nerveux central				■	■	■	■	■
Cœur				■	■	■	■	
Tube Digestif					■	■	■	■
Membres					■	■	■	■
Yeux					■	■	■	■
Oreilles					■	■	■	■
Uro-Génital					■	■	■	■
Palais								■
Dent								■

* F : *Fécondation*   S : *Segmentation*   N : *Nidation*

IV - Le complexe Rouh

« …puis, Il [Dieu] lui [Hādām] donna sa forme parfaite et lui insuffla de Son Rouh… » (Coran, 32-9)

A - Définition

La notion du *Vivant*, de ce qui fait « *Exister* », « *qui vit* », « *qui est doué de vie* » ; la propriété qui fait la différence avec « *ce qui est sans vie* », « *ce qui est inerte* », bref ce qui distingue un oiseau d'une roche, l'Homme d'un minéral est une thématique vague que la communauté scientifique ne peut et ne sait appréhender.

Ce mécanisme qu'est la Vie au-delà des réactions physico-chimiques ou physiologiques porte le nom de *Rouh*. En effet, l'idée même de *Vie* est essentiellement liée au *Rouh* qui délimite le monde du *vivant* ou *existence*, du monde de l'*absence de vie* ou *inexistence* !

S'il s'agit d'une cause limitée dans le temps, il faut chercher sa causalité, sa force ou son pouvoir dans une notion nommée la *Vie* ou *Rouh*, que Dieu octroie à l'Homme[28] [et à toute la faune].

---

[28] *« …puis, Il lui [Hādām] donna sa forme parfaite et lui insuffla de Son Rouh… » (Coran, 32-9)*
« Quand Je l'aurai [Hādām] bien formé et lui aurai insufflé de Mon Rouh, jetez-vous devant lui [Hādām], prosternés. » (Coran, 38-72) ainsi que le verset 66-12.

Afin d'entrevoir la spécificité du problème épistémologique[29] auquel est confrontée le *Rouh*[30], il faut prendre garde de ne pas cristalliser un type de conceptualisation dont la compréhension se limite au domaine le plus complexe de l'investigation intellectuelle. Il s'agit de situer le lieu même où s'opère la notion de Vie, c'est-à-dire de comprendre le fondement du *Rouh* et sa théorisation qui se fait valoir en tant que vérité. Ce modèle ne saurait s'opérer d'après la correspondance de la physiologie, s'il est vrai que celle-ci en tant que science du vivant a avec son objet un rapport toujours expérimental.

Il faut donc s'interroger sur ce complexe qu'est le *Rouh*. Cette investigation ne se veut que sous une forme purement théorique. L'aptitude du *Rouh* spécifie le problème fondamental de l'existence.

« …*puis, Il lui* [Hādām] *donna sa forme parfaite et lui insuffla de Son Rouh…* » *(Coran, 32-9)*

« *Quand Je l'aurai* [Hādām] *bien formé et lui aurai insufflé de Mon Rouh, jetez-vous devant lui* [Hādām], *prosternés.* » *(Coran, 38-72)*

---

[29] *Épistémologique* : qui est relatif à l'*épistémologie*, discipline étudiant les sciences pour déterminer leur origine logique, leur valeur, leur portée.

[30] Le Judéo-christianisme parle d'*esprit* qui définit le « souffle provenant de Dieu, en particulier souffle créateur, action créatrice et bienfaisante de Dieu ». Selon le judéo-christianisme, l'emploi du mot « esprit » dérive d'un passage de l'Évangile selon saint Jean [III, 8], littéralement : « *l'Esprit souffle où il veut* ». Il est ordinairement fait allusion à ce passage pour signifier que l'intelligence est une faculté inégalement répartie. Dans le nouveau Testament le Saint[-]Esprit ou Esprit[-]Saint ou *Esprit* : troisième personne de la Sainte Trinité, procédant du Père et du Fils.

B - Précarité du Rouh

Le *Rouh*[31] de *constitution inconnue* donne vie, insuffle la vie et en d'autres termes *anime* le Corps qui est composé de matière [atomes, molécules]. Il est communément admis que l'organisme humain ou Corps reste un ensemble dont les éléments ou organes qui le constituent entretiennent des rapports innombrables, diversifiés et encore difficiles à saisir.

Dès lors, il [*Corps*] est de nature fragile et donc susceptible d'être altéré, endommagé, détruit [maladies, accidents, etc.]. En raison de la complexité, de la délicatesse de son agencement, le Rouh est tributaire du système organique [Corps] qui exerce ses fonctions métaboliques et homéostasiques afin de le maintenir opérationnel, c'est à dire susceptible de fonctionnement correct.

Le Rouh demeure « *transitoire* », il est exposé aux blessures, aux agressions extérieures naturelles ou fabriquées du Corps. Ce dernier peut être attaqué et être atteint facilement. Le Corps qui par sa finesse présente une certaine fragilité peut s'altérer facilement et mettre en danger le Rouh [la Vie]. Par conséquent, le Corps qui est fragile et périssable demande des soins particuliers quant à son maintient *en vie*.

---

[31] Le *Rouh* et le *Nafs* sont des mots invariables en genre et en nombre ; ils ne peuvent être transposés dans une autre langue, ils n'ont pas d'équivalent linguistique. Le terme *Nafs* est faussement traduit dans la littérature et désigné sous le vocable « *Âme* ». Le Judéo-christianisme définit l'Âme comme un principe de vie qui anime l'univers, l'homme et les êtres organisés, animaux et plantes. L'Âme est également le principe spirituel opposé au corps soumis aux instincts et instrument de corruption ; principe de nature spirituelle opposé au corps matériel.

Une anomalie de fonctionnement au sein de la structure corporelle [organisme] provoque un dysfonctionnement des fonctions vitales, donc du Rouh. L'état de santé du Corps demande des ménagements, des soins particuliers [nutriments, équipements pour le bien-être, etc.]. Le lien étroit du *complexe Corps-Rouh* [*complexe CR*] peut être facilement brisé. Il s'ensuit alors la disparition de leur cohérence fonctionnelle et la destruction progressive des unités tissulaires et cellulaires de l'organisme [Corps] ce qui entraîne l'arrêt complet et définitif des fonctions de celui-ci, provoquant la mort.

Le Rouh demande à être manié avec précaution en raison de l'extrême finesse de la constitution de son enveloppe corporelle [organisme] qui requiert, de ce fait, beaucoup de soins et de ménagements.

Le Rouh est de nature *ghayibienne* [*Ghayib*], une réalité énergétique considérable qui, par sa puissance, son importance, a la capacité de créer de grands effets : la *Vie*. Ce n'est pas le Rouh [contenu] enfermé dans un volume et dans un espace [Corps] qui est à déplorer mais c'est son contenant [Corps]. Quoi qu'il en soit, in incident ou une complication de l'un interfère avec l'autre. Le Rouh est complètement uni au Corps.

« *Dieu veut vous alléger* [*responsabilités, existence*] *car l'homme a été créé faible.* » (*Coran, 4-28*)

Ce verset révèle que non seulement l'Homme est enclin à une faiblesse de son caractère et qu'il est enclin à tomber en faute, à céder aux tentations, au Désordre [Nafs] mais également quant à la constitution physique de son Corps.

Comme cela a déjà été souligné, l'Homme peut aisément être ébranlé, renversé, détruit. Ce dernier manque de volonté ou de fermeté ; il n'est pas en mesure ou encore, il n'est pas enclin à soutenir l'adversité, de résister aux passions. Il est peu capable de pénétration, de profondeur d'esprit.

« En effet, Nous avons auparavant fait une recommandation à Hādām, mais il oublia ; et Nous n'avons pas trouvé chez lui de résolution ferme. » (Coran, 20-115)

C - *Constitution : état des connaissances*

Le Rouh de *constitution inconnue* donne vie, insuffle la Vie et en d'autres termes *anime* le Corps atomique [qui est composé d'atomes]. Le *Rouh* demande à être considéré avec précaution en raison de l'extrême vulnérabilité de son revêtement, c'est à dire le Corps qui nécessite de l'attention. En d'autres termes, la détérioration de l'un [Corps] met en danger l'autre [Rouh]. A l'interrogation primordiale sur la nature du Rouh, Dieu s'adresse aux Humains et révèle *la* réponse fondamentale au verset 17- 85 :

« Et ils t'interrogent au sujet du Rouh - Dis : « Rouh relève de l'Ordre de mon Seigneur » Et On ne vous a donné que peu de connaissance » (Coran, 17-85)

Ainsi, le Rouh est un principe « énergétique purement et exclusivement d'essence divine !

Les événements qui se déroulent entre le quatorzième et le quarante-deuxième jour de la conception d'un nouvel être humain sont d'une grande importance : en quatre semaines, le poids de l'embryon passe de 1 millième de milligramme à 150 milligrammes et tous les principaux systèmes deviennent fonctionnels. Les battements cardiaques[32] témoignent de la Vie de l'embryon[33] donc du *Rouh*.

« *Quand Je l'aurai bien formé et lui aurai insufflé de Mon Rouh [Principe vital - « Min Rouhi Faqahu Dieuu »], jetez-vous devant lui, prosternés* » *(Coran, 38-72)*

La conception du *Corps* reste engagée dans une interprétation qui se trouve étroitement liée au *Rouh* et à une physionomie de leur union et de leur séparation.

« *Quand Je l'aurai bien formé [Homme] et lui aurait insufflé de Mon Rouh… * »

« *puis Il lui [Homme] donna sa forme parfaite et lui insuffla de son Rouh [Principe vital, Vie]. … * » *(Coran, 37-9)*

« *Quand Je l'aurai [Homme] bien formé et lui aurait insufflé de Mon Rouh… * » *(Coran, 38-72)*

Actuellement, malgré les données de la connaissance des Sciences médicales et biologiques, la notion fondamentale du *vivant*, de la *Vie,* c'est à dire *Rouh,* reste inconcevable et et donc peut être difficilement expliqué par l'esprit humain. Au-

---

[32] Le *cœur*, sous la forme d'un simple tube cardiaque, est déjà animé de battements dès la quatrième semaine. Il va parcourir en un mois le trajet complexe qui aboutit à la formation d'un cœur cloisonné et au positionnement des gros vaisseaux de la base. Les ultimes modifications, dont l'oblitération du canal artériel, apparaîtront à la naissance, quand l'hématose de l'enfant devra être garantie par les poumons après la section du cordon ombilical.

[33] *Fœtus* : terme appliqué à un embryon à partir d'un certain stade de développement, quand il présente les spécificités morphologiques de son espèce, et jusqu'à la naissance. Chez l'Homme, l'embryon devient fœtus à douze semaines.

delà de cet ensemble de caractéristiques synthétisant l'Homme, cet être né mortel, qu'est-ce exactement que la Vie d'un vivant ?

Le terme *Rouh* qui signifie à peu de chose près, à défaut de terme approprié, « *Principe vital*[34] » ou « *Émanation vitale* » ou la « *Vie* » ou encore « *ce qui fait que quelque chose vit ou est vivante* » demeure une *inconnue*. La vie des êtres n'est que la « *projection* » ou « *expression* » du *Principe de Vie divin* dans le corps matériel d'une créature [homme, animal].

« …*et dès que Je l'aurai harmonieusement formé et lui aurai insufflé de Mon Rouh, jetez-vous alors, prosternés devant lui* [*Hādām, l'Homme*] » *(Coran, 15-29)*

« *Quand Je l'aurai* [*Homme*] *bien formé et lui aurai insufflé de Mon Rouh* [« *Min Rouhi Faqahu Dieuu* »], *jetez-vous devant lui, prosternés* » *(Coran, 38-72)*

«… *puis Il* [*Dieu*] *lui* [*Hādām, l'Homme*] *donna sa forme parfaite et lui insuffla de Son Rouh . […]* » *(Coran, 32-9)*

D - Fonctions du Rouh

Le Rouh a une activité déterminée dévolue à l'ensemble du *complexe Corps-Nafs*. Activité spécifique dévouée à toute créature vivante dont l'être humain. Il agit sur les actes accomplis par les structures organiques définies [organes, tissus, cellules] en vue d'un résultat déterminé : la Vie. La

---

[34] L'expression *Souffle* est à rejeter en Islam, elle convient à la liturgie du Christianisme. En effet, Dans l'Ancien Testament [Apôtres 1-8], l'*Esprit de Dieu* [Esprit saint] évoque le Souffle qui est considéré comme le sanctificateur qui dirige et guide l'Église et ses membres.

présence du Rouh est là pour répondre à un impératif, à un besoin de l'organisme : la *sauvegarde de l'équilibre biologique d'un sujet* !

Le Rouh joue un rôle essentiel au sein du *complexe Corps-Rouh-Nafs* dont toutes les parties sont solidaires les unes aux autres. Il fait *vivre* l'ensemble des fonctions essentielles d'un organisme se manifestant de la naissance à la mort. C'est ce qui caractérise les êtres vivants en tant que réalité individuelle, unique et *contingente*[35].

Ce qui vit et dont les fonctions de la vie se manifestent de manière perceptible est ce qui définit le *Rouh* par opposition à ce qui est mort. En d'autres termes, le Rouh suscite l'apparition d'un phénomène vital qui produit les propriétés physico-chimiques caractérisant la vie et qui la différencient de l'inerte, du minéral.

À l'idée de commencement s'ajoute l'idée de causalité, c'est pour cela que le Rouh est la cause *efficiente*[36] du *complexe Corps-Rouh-Nafs*. En effet, le Rouh est un « *principe énergétique* » propre à la Vie qui se distingue du Nafs et du Corps [organisme].

Le Rouh démontre une Loi de portée générale relative à la Vie, notamment celle qui anime les créatures vivantes non démontrée mais vérifiée par ses conséquences : le concept d'*existence-inexistence, vivant-non vivant, animé-inanimé*.

---

[35] *Contingente*. Ce qui peut être ou ne pas être, se produire ou ne pas se produire.
[36] *Efficiente*. Qui possède en soi la force nécessaire pour produire un effet réel.

V - Le complexe Nafs

A - *Définition*

« Et par le Nafs et Celui qui l'a harmonieusement façonné »
(Coran, 91-7)

Tout comme le Rouh, le Nafs est une initiative divine. Immatériel, immanent et inaliénable il est attribué exclusivement à l'Homme. Principe du libre-arbitre, de la raison, de la cognition, etc., le Nafs est étranger à l'environnement terrestre, dès lors il est conservé et protégé dans une enveloppe organique sur mesure, le *Corps*. Dieu créa à la perfection le Nafs quant à sa proportion et sa forme.

Nanti du *Corps* et du *Rouh* tout comme les autres créatures vivantes, l'Homme est pourvu en plus du *Nafs* qui est le centre de régulation d'une panoplie de fonctions comme le *Savoir*, le *libre-arbitre*, l'*intelligence*, les *émotions*, la communication [*langage, écriture*], l'*abstraction*, la *religiosité*, les *arts*, etc. De toutes les créatures peuplant la terre [hormis le *Jinn*[37]], l'Homme est le seul qui est lié à une notion qui lui est indissociable, celle du *Nafs*. Il est inutile de s'attarder sur ce que la biologie pense de ce concept qui est inintelligible, inconcevable, inobservable, inanalysable, inquantifiable. Dès lors, il n'est pas digne d'être considéré un objet d'étude à part entière.

---

[37] Nas E. BOUTAMMINA, « Le Jinn, créature de l'Invisible », Edit. BoD, Paris [France], décembre 2010, 2ᵉ édition février 2017.

B - Constitution : état des connaissances

« Et par Nafs et Celui qui l'a harmonieusement façonné » (Coran, 7-91)

Dieu a créé et agencé le *Nafs* d'une manière parfaite. Dès lors, sa constitution renvoie à la notion du *Ghaïyb* [*Imperceptible*] qui relève du domaine qui échappe à l'analyse de l'intelligence, et par conséquent qui ne peut se comprendre.

Ainsi, le Nafs s'inscrit au caractère qui ne peut faire l'objet d'aucune connaissance hormis celle qui peut être donnée par Dieu. Le Nafs, tout comme le Rouh, n'est pas perceptible, il échappe aux sens, à l'observation, à l'attention, à la pensée, à l'entendement. Il fait parti de l'attribution divine.

Aucune donné quant à sa nature ne nous a été révélée. Le Nafs est un sujet dont on n'a aucune connaissance. Il est donc impossible à comprendre et/ou à interpréter !

C - Fonctions du Nafs

Le Nafs incarne la source de toutes les fonctions de l'activité mentale, c'est à dire des domaines de la pensée, des activités intellectuelles, psychiques, moraux, religieux, etc.

« Tout Nafs est l'otage [responsable] de ce qu'il a acquis [actions, œuvres, Ordre et Désordre, etc.] » (Coran, 74-38)

Le Nafs caractérise l'émergence d'un principe *cognito-spirituel* de l'être humain. Dans sa généralité, le Nafs renvoie à des corrélats tels que la *conscience*, la *connaissance*, l'*émotion intérieure*. Tandis que l'emploi de *Rouh* se place dans une acception plus fonctionnelle, plus organique, plus « *mécanique* » dirons-nous.

Nafs est un processus d'approfondissement mystique de la relation de l'humain au divin. Pour la pensée rationnelle, l'image de l'Homme se compose de trois niveaux ontologiques correspondant aux trois éléments du *complexe CRN*. L'existence du *Corps* précède ontologiquement l'existence du *Rouh* et celle du *Nafs*[38]. Ce dernier est la réalité transcendante de la faculté créatrice.

« *Quand Je l'aurai bien formé* [*Corps humain*] *et lui aurai insufflé de Mon Rouh* [*Vie - « Energie » divine - Principe vital » - « Min Rouhi Faqahu lahou »*] [*…*] » *(Coran, 38-72)*

Le Nafs est essentiellement lié à l'entité humaine [et jinnienne]. Celle-ci est d'une nature qui ne possède aucune relation avec les paramètres physico-chimiques classiques tels que l'étendue, la dimension, le volume ou toute autre propriété de la matière dont le *Corps* est composé. Dieu n'a donné que peu d'informations quant à l'essence de Nafs [« … *Et on ne vous a donné que peu de connaissance* [*au sujet de Nafs*] »]. Le Nafs demeure une énigme !

Le Nafs caractérise la vigueur intellectuelle, cérébrale [qui concerne l'esprit, l'intelligence, la pensée, la raison, etc.] créatrice et le centre de la liberté de l'homme :

« *Nous avons effectivement créé l'homme et Nous savons ce que son Nafs lui suggère et Nous sommes plus près de lui que sa veine* [*du cou*] » *(Coran, 50-16)*

---

[38] « *Il* [*Dieu*] *t'a façonné* [*Homme*] *dans la forme qu'Il a voulue.* » *(Coran, 82-8)*

« …*tout Nafs saura alors ce qu'il a accompli et ce qu'il a remis de faire à plus tard* » *(Coran, 82-5)*

« *Son Nafs l'incita à tuer son frère…* » *(Coran, 5-30)*

L'Homme détient des attributs spécifiques qu'il ne partage avec aucune autre créature terrestre [hormis le *Jinn*]. Par conséquent, le *Nafs* est le siège de la Connaissance, l'intelligence, la cognition, l'abstraction, la religiosité et des principes inhérents à sa nature humaine [émotions, moralité -*Ordre* et *Désordre*] et à ses activités [esthétique, arts, industries, écriture, agriculture, élevage, etc.]. Dès lors, le *Nafs* caractérise un pouvoir ô combien terrible, le *libre-arbitre* et donc la responsabilité qui en découle !

« …*qui lui a alors « inspiré » son immoralité, de même que sa piété !* » *(Coran, 91-8)*

« *A réussi, certes celui* [Homme] *qui le* [Nafs] *purifie* [bonnes actons, Ordre] » *(Coran, 91-9)*

« *Et est perdu, celui* [Homme] *qui le* [Nafs] *corrompt* » *(Coran, 91-10)*

« *Or personne ne portera le fardeau d'autrui* [péché]. *Et si un Nafs surchargé* [de péchés] *appelle à l'aide, rien de sa charge ne sera supporté par un autre* [Nafs]…. » *(Coran, 35-18)*

Le Nafs n'est pas une généralité observable, analysable par l'intelligence, la raison ; et son existence n'est pas « *physique* », quantifiable dirons-nous, mais le fait qu'il s'impose à nous comme concept de *substance personnalisante*, justiciable et donc « *immortelle* » et c'est ce qui donne au *Yāwm al-Qiyāma* [*Rencontre Universelle*] toute sa raison d'être. Le Coran établit le bien-fondé de ces notions en fournissant des arguments en leur faveur.

D - Le pouvoir du Nafs : discours malākien

« Et [rappelle] lorsque Ton Seigneur dit aux Malāyka : « Certes, Je vais établir sur la Terre un Khālīfa [Humanité] générations après générations », ils dirent : « Vas-Tu y placer des gens qui y mettront le désordre et répandront le sang, alors que nous sommes là à Te sanctifier et à Te glorifier ? » - Il [Dieu] dit : « En vérité, Je sais ce que vous ne savez pas ! ». (Coran,2-30)

Les Malāyka[39] mettent en valeur le lien entre le Nafs, le Désordre, l'*infraction* [« *répandront le sang* »] et les humains [« *Khālīfa* »] dont ils tirent l'origine. En effet, les Malāyka font référence aux Jinn qui sèment le Désordre sur Terre car détenteurs eux aussi du Nafs et donc nantis du libre-arbitre et, par conséquent, de la responsabilité. En s'appuyant sur ces faits, la ressemblance entre les Humains, dont Hādām est le prototype, avec les Jinn est à l'origine de l'opinion résultant d'une réflexion pertinente des Malāyka, sur cette question « d'établir *sur la terre un Khālīfa* ».

« Et Il [Dieu] apprit à Hādām tous les noms [de toutes choses - le Savoir], puis Il les présenta aux Malāyka et dit : « Dites-Moi les noms de ceux-ci, si vous êtes véridiques ! ». (Coran, 2-31)

Ce *verset 2-31* annonce d'une manière précise avec l'idée dominante d'inculcation d'un enseignement ou une formation dont le bénéficiaire est Hādām qui l'appréhende

---

[39] NAS E. BOUTAMMINA, « Le Malāk, entité de l'Invisible », Edit. BoD, Paris [France], mai 2015.

par un acte cognitif, à la fois conceptuellement et en organisant un système rationnel.

Il est essentiel d'avoir à l'esprit, qu'il est nécessaire qu'Hādām soit pourvu de l'équipement adapté à ces activités cérébrales afin de saisir la révélation de l'existence, de la réalité, de l'identité, de la vérité de quelque chose [« *tous les noms* »] ; d'avoir présent à l'esprit un ensemble de connaissances rationnelles [concepts, idées, notions, images, représentations, affects,, etc.], acquises par l'étude et par la réflexion [« *Et Il apprit* »] et constituant une synthèse ordonnée sur tout objet de connaissance. Ainsi, ce qui est particulièrement évocateur ou chargé de sens dans ce verset est l'idée même de Nafs précisant les dispositions intellectuelles, morales, affectives de son possesseur. A noter que ce dernier [Hādām] a été créé au stade final de la maturation du cortex cérébral. C'est une volonté manifeste du locuteur [Dieu] que de révéler et de souligner ce fait.

« Ils [les Malāyka] dirent : « Gloire à Toi ! Nous n'avons de savoir que ce que Tu nous as appris. Certes c'est Toi l'Omniscient, le Sage ». (Coran, 2-32)

Selon ce verset, les propos des Malāyka révèlent que leur raison n'appréhende la connaissance que de manière incomplète. Ce n'est pas dans leur nature d'affirmer l'existence de chose qu'ils ignorent. Ils ne sont au courant ou sont informés d'une connaissance que si elle est envisagée du point de vue divin.

Dès lors, les Malāyka n'envisagent rien de ce qu'ils n'ont jamais soupçonné ou expérimenté !

Les Malāyka se conforment à ce que Dieu leur ordonne ou défend. Leur disposition à obéir est significatif de leur nature. Ils sont soumis à la volonté divine.

Les finalités de leur volonté à obéir signifie que leur constitution [nature] est dépourvue de Nafs, au sens humain et jinnien, ce qui par conséquent va de pair avec le développement de leur connaissance, leur irresponsabilité [ils ne répondent pas de leurs actes], de leur incapacité de répandre le Désordre. De ce fait, les Malāyka ne subissent pas le Jugement Al-Yāwm al-Qiyāma !

Ce verset met l'accent sur l'expérience qui accompagne ou conditionne leur savoir. Les Malāyka sont fermement déterminés dans leurs intentions, dans leur ligne de conduite, dans leurs actes.

« Il dit : « Ô Hādām, informe-les de ces noms ». Puis quand celui-ci les eut informés de ces noms, Il dit : « Ne vous ai-Je pas dit que Je connais le Rhaiyb [l'Imperceptible] des cieux et de la Terre et que Je sais ce que vous divulguez et ce que vous cachez ? ». (Coran, 2-33)

« Et [rappelle] lorsque Nous dîmes aux Malāyka : « Prosternez-vous devant Hādām ! », ils se prosternèrent, à l'exception de Iblis qui refusa, s'enfla d'orgueil et fut parmi les infidèles [les désobéissants à Dieu]. (Coran, 2-34)

Pour Iblis, ne pas obéir à Dieu, en refusant ou négligeant de faire ce qu'Il lui demande est un acte de libre volonté de choisir, c'est un état d'esprit de celui n'est pas soumis à une ou des contrainte (s) externe (s). C'est le pouvoir de choisir ou de ne pas choisir un acte, de choisir entre l'Ordre et le Désordre. En tant que Jinn et donc possesseur du Nafs, Iblis à la faculté [choix] de ne pas accepter une chose que son Nafs juge inadéquate ou inopportune : « *se prosterner devant Hādām* ». Il s'avère pour Iblis le Jinn que ses valeurs dominantes [orgueil, arrogance, suffisance, fierté, etc.] s'imposent à son comportement. Ne pas donner son adhésion à une prescription divine est l'idée dominante de la cause même du libre-arbitre.

« Et Nous dîmes : « Ô Hādām, habite Jānna toi et ton épouse et nourrissez-vous-en de partout à votre guise ; mais n'approchez pas cet arbre sinon vous seriez du nombre des Zhalimin [injustes] ». (Coran, 2-35)

Les *versets 2-35* et *2-36* font allusion à la liberté d'action, au libre-arbitre : le choix de Hādām et de son épouse de s'approcher ou non de l'arbre. Dès lors, toute action ou conduite entraîne une suite logique dont on ne peut y échapper.

« Puis, le Shaytān [Semeur de Désordre, Iblis] les fit glisser de là [du Janna] et les fit sortir du lieu où ils étaient. Et Nous dîmes : « Descendez ; ennemis les uns des autres. Et pour vous il y aura une demeure sur la Terre et un usufruit pour un temps. » (Coran, 2-36)

« Puis Hādām reçut de son Seigneur des paroles, et Dieu lui pardonna [accepta son repentir]. Certes, c'est Lui le Grand Pardonneur [qui accepte le repentir], le Très Miséricordieux. » (Coran, 2-37)

« Nous dîmes : « Descendez de cette endroit [Janna], vous tous ! Toutes les fois qu'une guidée vous viendra de Ma part, ceux qui suivront Ma guidée n'auront rien à craindre et ne seront point affligés ». (Coran, 2-38)

Ces *versets 2-37* et *2-28* mettent l'action sur les notions *nafsiques* dont font partie intégrante de la raison et sont communes à tous les hommes comme par exemple le principe de moralité, des émotions et de la religiosité : du rituel divin, Message divin… « *reçu des paroles* », « *[…] Toutes les fois qu'une guidée vous viendra de Ma part, ceux qui suivront Ma guidée* »].

F - *Siège du complexe Corps-Rouh-Nafs [CRN]*

1 - Le cortex cérébral : approche anatomie-fonctionnalité

Le cerveau, c'est à dire la partie du système nerveux central logé dans la boîte crânienne des vertébrés, est le siège où se déroulent les fonctions du *complexe Corps-Rouh-Nafs* en ce qui concerne l'Homme et du *complexe Corps-Rouh* pour l'animal. Par « *siège* », en ce qui concerne le Rouh et le Nafs, on entend par là que le cerveau est uniquement « *activé* » par eux mais qu'il ne signifie pas qu'il [cerveau] « *est* » le Rouh ou le Nafs.

Le cerveau ne caractérise pas l'essence ou la nature du Rouh et du Nafs à cet endroit précis de l'organe. Par conséquent, il [cerveau] ne les met ni en évidence pour leur observation ou leur représentation et encore moins leur quantification.

De même structure générale que le cerveau des autres mammifères, celui de l'Homme diffère en taille par rapport au reste du corps[40]. Pour un homme adulte, le cerveau a un

---

[40] A titre de comparaison, le cerveau de la baleine bleue pèse 6,92 kg et celui de l'Homme 1,5 kg en moyenne.

poids : de 1,5 kg en moyenne [1,3 à 1,4 kg] et un volume de 1 290 cm^3 [homme[41]] et 1 130 cm^3 [femme[42]].

Le cerveau humain [partie la plus saillante de l'*encéphale*], est situé au-dessus du *cervelet* et du *tronc cérébral*. Il se constitue de deux *hémisphères cérébraux* composant avec des structures associées le *télencéphale* et le *diencéphale* formés des *thalamus, hypothalamus, épithalamus* et *sous-thalamus*.

Le cerveau humain est composé en moyenne de 170 milliards de cellules dont environ 86 milliards de neurones[43,] qui peuvent chacun former de 5 à 60 000 *synapses*[44]. Il s'agit majoritairement de *matière grise* qui émet et traite les impulsions nerveuses, et de *matière blanche* qui transmet les impulsions nerveuses.

A partir de données anatomiques et fonctionnelles, deux régions cérébrales se distinguent. La partie la plus externe du cerveau, le *cortex cérébral*, qui enveloppe l'ensemble de la masse cérébrale, est formé de réseaux peu sensibles aux régulations génétiques. Par contre, elle est continuellement restructurée par l'expérience du sujet [*plasticité*]. Les réseaux neuronaux du cortex cérébral sont donc variables, malléables,

---

[41] R.C. GUR, B.I. TURETSKY, M. MATSUI, M. YAN, W. BILKER, P. HUGHETT & R.E. GUR, « Sex differences in brain gray and white matter in healthy young adults : correlations with cognitive performance », *The Journal of Neuroscience*, vol. 19, n° 10, 1999.

[42] Différences non corrélées avec le quotient intellectuel ou d'autres mesures de performance cognitive.

[43] La forte myélinisation des axones accélère la vitesse de l'influx nerveux qui se propage de 1 m/s dans un *axone amyélinisé* à 100 m/s dans un *axone myélinisé*.

[44] *Synapse*. Structure histologique par laquelle l'axone d'un neurone s'articule avec les dendrites d'un autre neurone.

partiellement innés mais amplement influencés par des facteurs épigénétiques.

À l'inverse, les zones plus profondes du cerveau, en position interne et basale par rapport au cortex, c'est à dire le cerveau basal, ne répondent structurellement que très peu aux variations qu'ils soient environnementaux ou expérimentaux ; ces structures sont stables, génétiquement spécifiées.

Cortex cérébral. Couche de substance grise située à la surface des hémisphères cérébraux, contenant les corps cellulaires de neurones et responsable des fonctions les plus élevées du cerveau.

Tronc cérébral. Partie du système nerveux central intracrânien [encéphale] formant la transition entre le cerveau et la moelle épinière.

Cervelet. Partie postérieure et inférieure de l'encéphale, située au-dessous et en arrière du cerveau, organe essentiel de la régulation motrice et de l'équilibration.

Encéphale. Ensemble des centres nerveux [cerveau, cervelet, tronc cérébral] contenus dans la boîte crânienne des vertébrés. Le *cerveau antérieur* proprement dit, encore appelé *cerveau hémisphérique*, constitue la portion la plus volumineuse de l'encéphale.

Télencéphale. Partie de l'encéphale qui provient de la vésicule cérébrale terminale de l'embryon des Vertébrés et qui constitue, chez l'adulte, les hémisphères cérébraux.

Diencéphale. Partie de l'encéphale, située entre les hémisphères cérébraux qui comprend principalement le thalamus et l'hypothalamus et dont le rôle dans l'intégration des fonctions sensorimotrices, neuro-végétatives et neuroendocriniennes est important.

Thalamus. Région située à la base du cerveau des vertébrés et présentant généralement [de part et d'autre du 3eme ventricule] deux masses volumineuses de substance grise qui assurent un rôle de relais important pour les voies sensitives allant vers le cortex cérébral et qui interviennent dans l'humeur, les émotions.

Hypothalamus. Région du diencéphale, centre principal du système neuro-végétatif jouant un rôle important dans de nombreuses régulations et dans le sommeil.

Épithalamus. Portion dorsale du diencéphale formée de l'*épiphyse*[45], de l'*habenula*[46] et de la *strie médullaire*. C'est une région du cerveau dont les fonctions sont encore mal connues mais qui participe via la sécrétion de *mélatonine*[47] dans l'épiphyse au contrôle du sommeil et à la régulation de fonctions végétatives comme la faim et la soif au niveau de l'habenula. Par ailleurs, l'épithalamus joue un rôle d'interface entre le *système limbique*[48] et le reste du cerveau.

---

[45] *Epiphyse.* petite glande située dans le cerveau, sous le corps calleux

[46] *Habenula.* Chacun des deux cordons de substance blanche émanant de part et d'autre de l'épiphyse.

[47] *Mélatonine.* Hormone pinéale dont la production est stimulée par l'obscurité. Elle diminue l'intensité de la coloration des mélanocytes.

[48] *Système limbique.* Groupe de structures du cerveau jouant un rôle très important dans le comportement et en particulier, dans diverses émotions comme l'agressivité, la peur, le plaisir ainsi que la formation de la mémoire.

Sous-thalamus. Relatif à la région du diencéphale située sous le thalamus et comportant des noyaux qui ont un rôle dans la motricité extrapyramidale [*corps de Luys, zona incerta* et partie supérieure du *locus niger*].

Cortex cérébral - Aires fonctionnelles

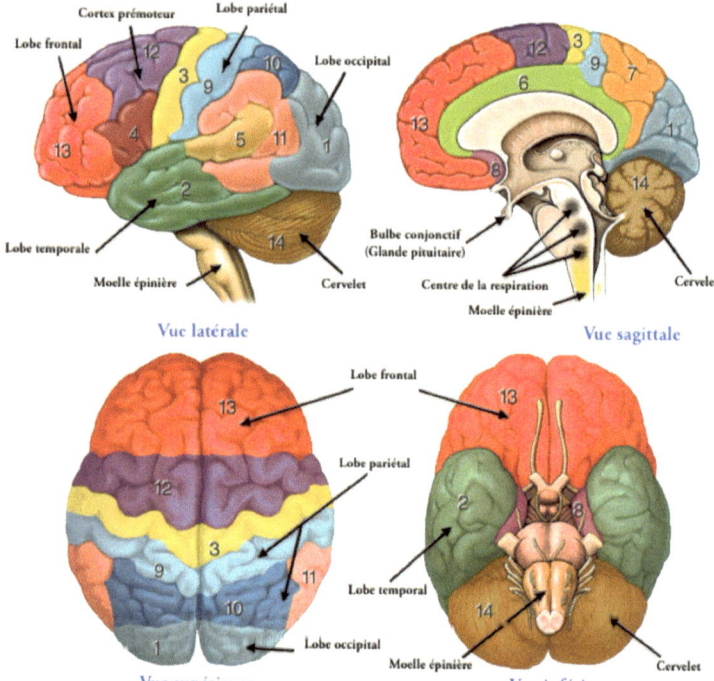

CORTEX CEREBRAL - DIFFÉRENTS LOBES [AIRES]

N°	AIRE FONCTIONNELLE
1	Visuelle : Vue - Reconnaissance et perception d'image
2	Associative : Mémoire court terme - Equilibre - Emotions
3	Cortex moteur : initiation des muscles volontaires
4	Langage [de Broca] : muscles de la parole
5	Auditive : audition
6	Emotionnelle : douleur - Faim - Réponse simulée [lutte ou fuite]
7	Association sensorielle
8	Olfactive : senteur
9	Sensorielle [*somesthésique*] : sensation des muscles et de la peau
10	Associative [*somatosensorielle*[49]] : évaluation du poids, texture, température, etc. pour la reconnaissance des objets
11	Compréhension [de Wernicke] : compréhension langage écrit et parlé
12	Prémotrice : mouvement des yeux et orientation
13	Préfrontale [fonctions mentales supérieures] : concentration - Planification - Jugement - Expression émotionnelle - Créativité - Inhibition - Etc.
14	Fonctionnelles du cervelet [fonctions motrices] : coordination des mouvements - Equilibre - Posture

---

[49] *Somatosensoriel.* Système sensoriel somatique ou somesthésique est un système qui collecte toutes les informations sensorielles provenant du corps.

2 - Inactivation du complexe CRN

a - Altération de la fonction du cortex cérébral

Une lésion du cerveau humain entraîne des dommages du Corps, du Nafs et du Rouh !

Toute lésion du cerveau [AVC, traumatisme crânien, etc.] chez l'homme provoque, selon la gravité, une perte de l'exercice du Nafs [perte du libre-arbitre, de religiosité, d'acquisition du savoir, de la moralité, etc.].

- *Lésion cérébrale acquise*

Due à une affection héréditaire, congénitale ou dégénérative entraîne des modifications touchant une ou plusieurs zones fonctionnelles telles que : cognition, parole, langage, communication, mémoire, attention et possibilités de concentration, pensée logique, abstraite, comportement psychosocial, traitement d'information et fonctions physiques.

- *Causes de ce type de lésion*

Obstruction voies respiratoires, quasi-noyade, gonflement dans la gorge, asphyxie, strangulation, lésion thoracique ; décharge électrique ou impact de foudre ; blessure à la tête ou à la nuque, interruption de l'apport sanguin ; crise cardiaque, accident vasculaire cérébral, malformations artério-veineuses [malformation du système vasculaire, MAV], anévrisme, opération cérébrale ; maladie infectieuse, tumeur cérébrale, trouble du métabolisme ; méningite [inflammation des méninges], certaines maladies sexuellement transmissibles, SIDA, certaines maladies transmises par des insectes, tumeur cérébrale, hypo- ou hyperglycémie, encéphalopathie hépatique [affection cérébrale due à une insuffisance hépatique], encéphalopathie urémique [trouble de la fonction cérébrale dû à une insuffisance hépatique ou rénale], épilepsie ; exposition à des substances toxiques ; abus de drogues ou d'alcool, intoxication au plomb, intoxication au monoxyde de carbone, exposition à des substances chimiques toxiques.

- *Lésion cérébrale traumatique*

Due à un coup porté sur la tête ou pénétration de la tête, entraînant une perturbation de la fonction cérébrale qui peut être légère [brève modification de l'état mental ou de la conscience] à sévère [période plus longue d'inconscience ou une amnésie après la lésion]. Une lésion cérébrale peut entraîner des problèmes à court et à long terme en rapport avec les fonctions motrices.

- *Causes de ce type de lésion*

Chutes, accidents de la route, coup ou choc avec un objet dur, violence, explosions.

- *Troubles mentaux*

Folie. La folie peut désigner la perte de la *raison* ou du *sens commun*.

Démence. Détérioration mentale acquise, progressive et irréversible.

L'attribut fondamental du Nafs est le *libre-arbitre* et la distinction entre l'*Ordre et le Désordre* dont dépend la notion de *Responsabilité*. Qui dit responsabilité dit jugement. Dès lors, le Nafs devient opérationnel qu'à partir de l'âge de raison [7 ans]. Ainsi le Nafs de l'enfant n'est pas considéré comme « *opérant* » et par conséquent n'est pas responsable, donc pas « *jugeable* ».

b - Quelques définitions

- *Raison*

Intelligence en tant que source de l'activité conceptuelle et visant à la connaissance discursive ; faculté qui ordonne discursivement les faits et les notions, qui démontre, qui calcule. Faculté qu'a l'esprit humain d'organiser ses relations avec le réel ; son activité considérée en général tant dans le domaine pratique que dans le domaine conceptuel.

- *Sens commun*

La notion de sens commun se rapporte à une forme de connaissance regroupant les savoirs largement diffusés dans une culture donnée : normes, valeurs et associations symboliques. C'est ce que l'on nomme le « *bon sens* » ; cela fait souvent référence à des opinions, croyances, et perceptions largement partagées au sein d'une société humaine ou d'une organisation sociale donnée.

- *Âge de raison*

Vers l'âge de 7 ans, l'enfant entre dans la période de la grande enfance, aussi appelée « *âge de raison* ». Cet âge représente le début d'un nouveau stade de logique et de compréhension du monde environnant. C'est aussi à ce moment que nait sa conscience morale. Loin de se concrétiser le jour de son septième anniversaire, cette nouvelle période de réflexion peut commencer vers 6-7 ans et se terminer vers 12 ans, alors que l'enfant deviendra adolescent.

- *Conscience morale*

À partir de 7 ans, l'enfant a plus de facilité à se représenter son univers. Il est dorénavant en mesure de comprendre la notion d'Ordre et de Désordre, de justice et d'injustice. Il réussit alors à saisir ces notions par le biais de faits concrets plutôt que par l'impact qu'ils ont sur sa propre personne.

- *Responsabilité*

Obligation faite à une personne de répondre de ses actes du fait du rôle, des charges qu'elle doit assumer et d'en supporter toutes les conséquences. La notion de responsabilité prend place à la double jonction de l'éthique et du métaphysique, d'une part, de l'éthique et de l'anthropologique, de l'autre.

Le Nafs est la force substantielle corpo-roūhique, globalisante, intégralisante qui se développe avec l'unité dynamique du vivant et l'univers. Le Nafs universalise le genre humain !

Le Nafs n'est pas une généralité observable et analysable par l'esprit [raison] et son existence n'est pas « *physique* », quantifiable dirons-nous, mais le fait qu'il s'impose à nous comme concept de *substance personnalisante*, justiciable et donc immortelle. C'est tout cela qui donne à la *Rencontre Universelle* [*Yāwm al-Qiyāma*] cette dimension et sa raison d'être. Le Coran établit l'exactitude de ces notions par maints arguments.

VI - Animal caractérisation ontologique

A - *Absence du Nafs chez l'animal [Pongidae -singes-]*

Le Rouh est le siège de la Vie, à ce niveau le Rouh se confond avec la Vie : le Rouh est la Vie ! Ce qui fait qu'un être existe et vit [reproduction, métabolisme, survie, etc.] se réfère au Rouh. Il caractérise chez l'animal l'inné et de ce que l'on qualifie d'instinct.

Le Nafs est inexistant chez l'animal !

Chez les *Pongidae* [Primate anthropomorphe sans queue, pratiquant la brachiation, tel que : orang-outan, gorille, chimpanzé] l'absence de l'intelligence, de la cognition, de la religiosité, des sentiments, des principes inhérents à la morale, du libre-arbitre et donc de la responsabilité des actes, etc. sont des faits indéniables !

Innombrables sont les études, les observations effectuées par les zoologistes établissant des faits constatés de façon certaine : rien chez l'animal, toute espèce confondue, n'annonce une quelconque cognition, libre-arbitre, responsabilité, religiosité, etc.

En conséquence, il est inutile de rechercher ces attributs humains chez les Pongidae ou tout autre animal. Ils ne possèdent pas de Nafs ! C'est la distinction fondamentale entre l'Homme et l'animal !

Les fonctions de la conscience, celles de l'esprit, de l'intelligence, celles qui caractérisent la personnalité individuelle, relèvent davantage du phénomène exprimé par le *Nafs* ; en revanche, la vie indifférenciée qui rend tout corps vivant est le *Rouh*.

L'analyse des concepts de la communauté scientifique [biologiste, zoologue, anthropologue, etc.] concernant l'origine simienne de l'Homme aboutit donc à un résultat paradoxal : Comment les Pongidae peuvent-ils être à l'origine de l'Homme puisque ceux-ci ne possèdent pas de *Nafs* ? Ce principe qu'est le *Nafs* est clairement établi chez l'Homme, on le voit à travers maints versets coraniques et sa nature immatérielle est tout à fait formulée. Il exprime l'Homme en tant qu'unité du vivant exceptionnelle.

Le singe [Pongidae] appartient au règne animal à un stade achevé de son apparition ou de sa *création*, c'est à dire une créature particulière possédant un *corps particulier* doté de *Rouh* mais sans *Nafs*. Comment comprendre autrement que la communauté scientifique puisse affirmer que ce même singe est à l'origine d'une autre créature ô combien particulière qui possède un corps ô combien particulier, doté d'un *Rouh* et en plus d'un *Nafs* ? Sachant que le *Nafs* ne peut résulter, ni d'une transmission ou accident génétique [mutagenèse], ni du hasard, ni de la sélection naturelle [« *mère Nature* »].

L'*instinct* du singe met en œuvre des circuits simples et rigides pour atteindre ses objectifs, alors que l'Homme installe des circuits complexes et modifiables qu'élabore le *Nafs* pour parvenir aux siens.

À la passivité de la perception qui subit la réalité du monde et qui inflige la contrainte de sa présence, la liberté du *Nafs* qui, dans son action d'abstraction, effectue une sélection dans ce qui lui est octroyé par les sens. Le Nafs isole ce qui est présenté sous un aspect non dissocié dans la perception.

À l'instantanéité de la perception par le singe qui lui fournit des images du réel comme par impression [la sensation s'identifie à un contact] ; à l'inverse la capacité qu'a l'Homme doté du *Nafs* d'élaborer des objets abstraits, qui ne sont pas des copies des objets réels, et de traiter ces objets en systèmes qui forment des univers autres que celle de la réalité. Ces agencements obéissent à des règles, par exemple les mathématiques et la logique, mais les règles sont établies dans toutes les constructions abstraites, composition scientifique, littéraire ou artistique, dans lesquels s'exerce le pouvoir du *Nafs*.

Ces différentes caractéristiques attribuées au *Nafs* quand on l'oppose aux fonctions instinctives qui appartiennent à l'animal marque l'aspect le plus noble, le raisonnement, à savoir la capacité de recueillir en un acte unique de pensée une longue chaîne d'idées. Si le raisonnement est conçu comme l'activité la plus noble du *Nafs*, c'est qu'elle rapproche l'Homme de Dieu [« ...*et dès que Je l'aurai harmonieusement formé et lui aurai insufflé de Mon Rouh, jetez-vous alors, prosternés devant lui* [Hādām, l'Homme] » *(Coran, 15-29)*]. Dans la mesure où le *Nafs* se rapproche de l'acte par lequel se définit la divinité, à savoir la saisie et la compréhension dans un même acte divin de tout le divers, de tout l'Univers.

Le *Nafs* n'est pas autre chose qu'une faculté qui ne pourra jamais être un attribut animal ou simien. L'Homme *nafsiquement* parlant ne souffre pas d'égal : le *Nafs* est ce par quoi il exprime sa différence par rapport aux créatures qui l'entourent, en l'occurrence les singes.

L'étude de la manière dont l'animal résolvait des problèmes élémentaires comme ceux de trouver le mécanisme permettant d'ouvrir une boîte dans laquelle se trouve une friandise, utiliser un *outil* [branche d'arbre] pour atteindre un appât.

Il apparut alors que l'instinct pouvait être abordée à partir de la seule étude du *comportement* de solution [nature des diverses tentatives de solution, temps nécessaire à la solution, etc.] et il semble pour les zoologistes tout naturel d'appliquer la même méthode à l'étude de l'Homme.

En même temps qu'une méthode, ce mouvement, connu sous le nom de *behaviorisme*[50] [ou étude du comportement], théorisait des observations purement subjectives.

L'existence des animaux en général et des Pongidae en particulier est gouvernée par la perception de stimuli spécifiques émis par l'environnement et susceptibles d'être perçus sélectivement.

En d'autres termes, les *stimuli-signes* émis, par exemple par un singe, sont des déclencheurs comportementaux sociaux aisément compris par les représentants de la même espèce, ce qui suppose que ces derniers sont spécialement

---

[50] *Behaviorisme.* [mot anglais] en psychologie, théorie d'origine anglo-saxonne fondant ses analyses sur les comportements et excluant l'introspection.

équipés pour les percevoir. Aux stimuli déclenchants correspondent des mécanismes récepteurs ; leur convenance réciproque résulte de l'évolution *phylétique*[51] du groupe considéré et repose, de ce fait, sur une base génétique invariable.

Ainsi, le déclencheur présenté par l'animal émetteur vient donc activer chez l'animal récepteur : « *mécanisme inné de déclenchement* ».

Chaque instinct comporte un mécanisme coordinateur au niveau des montages nerveux et qu'en l'absence de tout stimulus, ce mécanisme emmagasine une énergie potentielle vouée à se libérer dans une activité utile à l'espèce animale [par exemple au singe]. On voit qu'il existe un rapprochement entre les actes manifestes de l'instinct, d'une part, et les mécanismes neuroendocriniens, d'autre part.

L'Homme grâce à son Nafs construit des systèmes matériels qui fournissent la solution à un certain nombre de problèmes. Son Nafs lui permet également la construction des systèmes formels dont les éléments, ainsi que les relations qui les relient, sont abstraits. L'Homme a cela d'exclusif qu'il est capable de modifier ses modes de pensée, d'apprendre et d'être.

Il est clair qu'énorme est le nombre de concepts que le Nafs doit définir à partir d'autres concepts. Tel est le cas, en particulier, ceux de type scientifique. Les concepts mathématiques en sont les exemples les plus remarquables, puisqu'ils font l'objet d'une définition constructive : ils sont

---

[51] *Phylétique*. Qui concerne la formation des espèces, phylum, lignée.

définis à partir de primitives, d'éléments déjà définis et de relations entre ces divers éléments.

L'interrogation qui demeure fondamentale et qui fournit elle-même la réponse est : « Comment les Pongidae peuvent-ils être à l'origine de l'Homme puisque ceux-ci ne possèdent pas de Nafs ? »

COMPOSANTES DE L'ETRE VIVANT

HOMME	CORPS	ROUH	NAFS
PONGIDAE [SINGES]	CORPS	ROUH	

CARACTERES DU COMPLEXE CRN HUMAIN

HOMME			
CORTEX CEREBRAL [CERVEAU]			
ROUH	CORPS	NAFS

- Vie.
- Principe énergétique
- Principe vital.
- Caractère des êtres vivants
- Siège des êtres animés
	- Instinct[52].
	- Code génétique. Gène.
	- Alimentaire.
	- Reproduction.
	- Agressivité [défense].
	- Survie.
		- Libre-arbitre.
		- Ordre & Désordre [Actions].
		- Moralité.
		- Responsabilité.
		- Réflexion.
		- Intelligence.
		- Connaissance.
		- Savoir.
		- Quête de la vérité.
		- Religiosité.
		- Emotion. [joie, tristesse, colère, dégoût, amour, haine, envie, jalousie, vengeance, empathie, etc.].
		- Abstraction.
		- Art, industrie, esthétique.
		- Communication.
		  - Langage.
		  - Ecriture.
		  - Lecture.
		  - Dessin.

---

[52] *Instinct.* Tendance innée, à l'origine de certaines activités élémentaires automatiques de l'homme.

CARACTERES DU COMPLEXE CR ANIMAL

ANIMAL	
CORTEX CEREBRAL [CERVEAU]	
ROUH	**CORPS** **INSTINCTS - CODE GENETIQUE** **COMPORTEMENTS**
• Vie. • Principe énergétique • Principe vital. • Caractère des êtres vivants • Siège des êtres animés	• Alimentaire-Prédation. • Reproducteur. • Parade. • Agressivité. • Construction [nid-terrier]. • Survie. • Communication [son-cri]. • Sensibilité-Stimuli-réponse. • Socialité. • Apprentissage.

VII - L'Homme où va-t-il [sa destinée] ?

A - *Approche eschatologique*

Lorsqu'un être humain décède, son *Nafs* « *quitte* » son *Corps* qui se décompose car ce dernier est constitué d'« *éléments terrestres* » ou *atomiques* [substances chimiques, organiques, minérales, oligo-éléments, eau, etc.]. Le Nafs de par sa constitution diffère du Corps qui le contient. Malgré sa combinaison « *cosmique* » ou « *extraterrestre* » singulière, le Nafs est amené également à changer d'état [milieu] :

« *Tout Nafs doit goûter la mort…* » *(Coran, 21-35)*

« *Tout Nafs goûtera la mort. Ensuite c'est vers Nous que vous serez ramenés* » *(Coran, 29-57)*

« *…Il règle l'Ordre [de tout] et expose en détail les signes afin que vous ayez la certitude de la rencontre de votre Seigneur* » *(Coran, 13-2)*

Nulle mort sans autorisation divine. C'est la règle !

« *Personne ne peut mourir que par la permission de Dieu et au moment prédéterminé. […]* » *(Coran, 3 145)*

Attribut spécifique de l'Homme qu'il ne partage avec aucune autre créature terrestre [hormis le *Jinn*], le *Nafs* est, en conséquence, le siège de composants inhérents à la nature humaine [intelligence, cognition, religiosité, sentiments, etc.]. Dès lors, le *Nafs* caractérise le libre-arbitre et donc la responsabilité des actes de l'Homme.

« *A réussi, certes celui [Homme] qui le [Nafs] purifie [sème l'Ordre]* » *(Coran, 91-9)*

« *Et est perdu, celui [Homme] qui le [Nafs] corrompt [sème le Désordre]* » *(Coran, 91-10)*

« *Or personne ne portera le fardeau d'autrui. Et si un Nafs surchargé [de péchés] appelle à l'aide, rien de sa charge ne sera supporté par un autre [Nafs]….* » *(Coran, 35-18)*

« *Comment pouvez-vous renier Dieu alors qu'Il vous a donné la vie, quand vous en étiez privés ? Puis Il vous fera mourir ; puis Il vous fera revivre et enfin c'est à Lui que vous retournerez* » *(Coran, 2-28)*

« *C'est Dieu qui vous a créés et vous a nourris. Ensuite, Il vous fera mourir, puis Il vous redonnera vie….* » *(Coran, 30-40)*

La mort, chez l'Homme est définie comme la dissociation du *Nafs*, du *Rouh* et du *Corps*. Ainsi, l'essence de l'Humanité est indépendante de propriétés physiques. Le Nafs et le Rouh sont des manifestations immatérielles, leur départ hors du *corps* n'est ni observable, ni analysable, ni quantifiable.

« *Dis : Le Malak al-Māwt [Malak de la mort] qui est chargé de vous vous fera mourir. Ensuite, vous serez ramenés vers Votre Seigneur* » *(Coran, 32-11)*

« *Où que vous soyez, la mort vous atteindra …* » *(Coran, 4-78)*

Schema existentiel general de l'homme [vie et mort]

Association dans l'ordre du complexe CRN
Corps + Rouh + Nafs = Vie [terrestre]
Dissociation dans l'ordre du complexe CRN
Nafs - Rouh + Corps = Mort clinique [terrestre]
Conservation du complexe Nafs
Nafs = Berzarh
Reassociation dans l'ordre du complexe CRN
Nafs + Corps + Rouh = Vie Yāwm al-Qiyāma Rencontre Universelle

« ... Il [Dieu] donne la vie et Il donne la mort... » *(Coran, 7-158)*

« ... Dis : Dieu [Seul] donne la vie par une première création et la redonne... » *(Coran, 10-34)*

« C'est Lui qui donne la vie et qui donne la mort ; et c'est vers Lui que vous serez ramenés » *(Coran, 10-56)*

« Dis : Dieu vous donne la vie puis Il vous donne la mort. Ensuite Il vous réunira al-Yāwm al-Qiyāma [« Rencontre Universelle »], il n'y a pas de doute à ce sujet, mais la plupart des gens ne savent pas » *(Coran, 45-26)*

« *C'est Nous* [Dieu] *qui donnons la vie et donnons la mort et vers Nous sera la destination* [*Yāwm al-Qiyāma*]... » *(Coran, 50-43)*

La mort est le processus de dissociation du complexe Corps-Rouh-Nafs. Le Corps subit une « *désintégration* » et le Rouh une « *disparition* » relative, tandis que le Nafs subsiste dans le *Berzarh*.

L'agonie annonce l'approche imminente de la *mort* qui se définit par la cessation irréversible de la *Vie*. La mort représente une transformation intégrale de l'état d'un être vivant et la dissociation de ses caractéristiques primordiales. Du point de vue physiologique, la mort a différents niveaux[53].

Précédant généralement à la mort des organes, des cellules et de leurs composants, la mort clinique est caractérisée par l'arrêt cardio-respiratoire, moteur et cérébral. La détermination précise de la mort clinique est parfois compliquée à préciser du fait de la similitude avec le *coma*, l'évanouissement et la transe. Les progrès médicaux permettent artificiellement l'entretien des fonctions cardio-respiratoire qui ont modifié la définition de la mort.

---

[53] Après la dissociation du *complexe corpo-rouhique* [mort] s'établissent diverses modifications : *Algor mortis* ou refroidissement du Corps résulte de la température ambiante ; *Rigor mortis* ou rigidité cadavérique est provoquée par la contraction des muscles du squelette [s'installe entre 5-10 heures après le mort et disparaît 3-4 jours plus tard] ; *Livor mortis* ou lividité cadavérique est signalée par une coloration bleu-rougeâtre présente dans la zone inférieure du Corps et provient de la stase sanguine. Peu de temps après le décès débutent la coagulation du sang et l'autolyse ou mort cellulaire. L'action des enzymes et des bactéries provoque la putréfaction, puis la décomposition.

Le concept de mort cérébrale ou perte irréversible de l'activité cérébrale est le signe confirmé du décès qui est remis en question. En effet, la conservation des fonctions cérébrales inférieures [respiration spontanée] redéfinie la notion de mort comme la perte de la conscience, ce qui correspond à l'arrêt des centres supérieurs du cerveau, notamment le néocortex.

La mort, chez l'Homme est définie comme la séparation du *Nafs*, du *Rouh* et du *Corps*. Ainsi, l'essence de l'Humanité est indépendante de propriétés physiques. Le Nafs et le Rouh sont des manifestations immatérielles, leur départ hors du *Corps* n'est ni observable, ni quantifiable.

« Dis : Le Malak al-Māwt [Malak de la mort] qui est chargé de vous vous fera mourir. Ensuite, vous serez ramenés vers Votre Seigneur » (Coran, 32-11)

« Mais non ! Quand [Nafs] en arrive aux clavicules [agonie] » (Coran, 75-26)

Dieu est Seul garant de la Vie, Il l'a donnée et l'a reprend. Le *Corps* n'*existe* que parce qu'il est *vivant*. Lorsqu'un être « *perd la Vie* », le Corps est mort et ce n'est qu'un assemblage de milliards de cellules [identiques à celles qui se retrouvent dans les laboratoires] composant des tissus qui eux-mêmes constituent des organes qui à leur tour forment un corps. Ainsi, la Vie, c'est à dire le Rouh, est donc distincte du *Corps*.

« ... C'est Dieu qui donne la vie et la mort. Et Dieu observe bien ce que vous faites » (Coran, 3-156)

« Où que vous soyez, la mort vous atteindra ... » (Coran, 4-78)

« … Il [Dieu] donne la vie et Il donne la mort… » *(Coran, 7-158)*

« … Dis : Dieu [Seul] donne la vie par une première création et la redonne… » *(Coran, 10-34)*

« C'est Lui qui donne la vie et qui donne la mort ; et c'est vers Lui que vous serez ramenés » *(Coran, 10-56)*

« Et c'est bien Nous [Dieu] qui donnons la vie et donnons la mort et c'est Nous qui sommes l'héritier [de tout] » *(Coran, 15-23)*

« C'est Lui [Dieu] qui vous donne la vie puis vous donne la mort puis vous fait revivre. Vraiment l'homme est très ingrat ! » *(Coran, 22-66)*

« Point de divinité à part Lui. Il [Dieu] donne la vie et donne la mort et Il est votre Seigneur et le Seigneur de vos premiers ancêtres » *(Coran, 44-8)*

« Dis : Dieu vous donne la vie puis Il vous donne la mort. Ensuite Il vous réunira al-Yāwm al-Qiyāma [« Rencontre Universelle »], il n'y a pas de doute à ce sujet, mais la plupart des gens ne savent pas » *(Coran, 45-26)*

« C'est Nous [Dieu] qui donnons la vie et donnons la mort et vers Nous sera la destination… » *(Coran, 50-43)*

« Nous [Dieu] avons prédéterminé la mort parmi vous… » *(Coran, 56-60)*

« Celui [Dieu] qui a créé la mort et la vie afin de vous éprouver [et de savoir] qui de vous est le meilleur en œuvre et c'est Lui le Puissant, le Pardonneur » *(Coran, 67-2)*

La mort est le processus du dégroupement du complexe Corps-Rouh-Nafs. Le Corps et le Rouh subissent une « *disparition* » relative [changement d'état], tandis que le Nafs subsiste dans le *Berzarh*.

B - *Berzarh ou* « *période* » *pré-Yāwm Al-Qiyāma*

« [...] *Puis, lorsque la mort vient à l'un d'eux, il dit :* « *Mon Seigneur ! Fais-moi revenir* [*sur terre*], » *(Coran, 23-99)*

« *afin que je fasse du bien dans ce que je délaissais* ». *Non, c'est simplement une parole qu'il dit. Derrière eux, cependant, il y a un Berzarh* [*espace, zone*], *jusqu'au jour où ils seront ressuscités*205» *(Coran, 23-100)*

1 - Le Berzarh - Définition

Le terme *Berzarh*[54] [prononciation *Berzarh*] n'est cité qu'une seule fois dans le Coran à la sourate 23, verset 100 [*Al-Moumiymoun* ou les *Convaincus*]. La notion de *Berzarh* attire l'attention sur deux principes fondamentaux : un *état* et un *espace déterminé*.

La manière d'être du Nafs du défunt qui est encline à des variations de condition Nafsique se place dans une situation d'éveil mais plongée dans le repos d'une sorte de *sommeil*. En plus de l'état dans lequel se définit le Nafs, c'est à dire de ce qui est à la base du phénomène, de l'activité ou de la structure du Nafs, le *Berzarh* caractérise une zone spatiale, un espace où toute notion de temps est absente. Le *Berzarh* est ainsi

---

[54] NAS E. BOUTAMMINA, « La Mort - Approche anthropologique et eschatologique », Edit. BoD, Paris [France], novembre 2015.

compris comme un milieu immatériel indéfini, l'un des mondes du *Ghaïyb* ou *Imperceptible* [il en existe plusieurs206] dans lequel se situe le Nafs et qui le contient.

Le Berzarh sépare deux valeurs spatio-intemporelles, celles de la mort et celle de Al-Yāwm al-Qiyāma !

Le *Berzarh* est un intervalle ou un espacement qui dissocie deux situations, le défunt et le ressuscité, se trouvant entre deux limites : la mort et la *Rencontre Universelle* [Al-Yāwm al-Qiyāma].

« […] il y a un Berzarh [espace-atemporel, espace, zone], jusqu'au jour où ils seront ressuscités » (Coran, 23-100)

Ainsi, le Berzarh ne s'inscrit ni dans le temps ni dans l'espace !

C - Jour de la Rencontre Universelle

« Comment pouvez-vous renier Dieu, considérant qu'Il vous a donné la vie alors que vous étiez inexistants ? Puis Il vous fera mourir ; puis Il vous fera revivre [« Rencontre Universelle »] et enfin c'est à Lui que vous retournerez » (Coran, 2-28)

Période à laquelle s'effectue la réassociation du complexe CRN, c'est à dire la reconstitution du complexe Corps-Rouh-Nafs. Dieu réalise l'assemblage du complexe CRN.

« Et ils seront présentés en rangs devant ton Seigneur. « Vous voilà venus à Nous comme Nous vous avons créés la première fois. Pourtant vous prétendiez que Nous ne remplirions pas Nos promesses. » (Coran, 18-48)

« Dis : « Celui qui les a créés une première fois, leur redonnera la vie. Il Se connaît parfaitement à toute création ; » (Coran, 36-79)

« C'est vers Lui que vous retournerez tous : c'est là, la promesse de Dieu en toute vérité ! C'est Lui qui fait la création une première fois puis la refait [en la ressuscitant] […] » (Coran, 10-4)

« Ne voient-ils pas comment Dieu commence la création puis la refait ? Cela est facile pour Dieu. » (Coran, 29-19)

« Comment pouvez-vous renier Dieu, considérant qu'Il vous a donné la vie alors que vous étiez inexistants ? Puis Il vous fera mourir ; puis Il vous fera revivre [« Rencontre Universelle »] et enfin c'est à Lui que vous retournerez » (Coran, 2-28)

« Dis : Dieu vous donne la vie puis Il vous donne la mort. Ensuite Il vous réunira al-Yāwm al-Qiyāma [« Rencontre Universelle »], il n'y a pas de doute à ce sujet, mais la plupart des gens ne savent pas » (Coran, 45-26)

« … Dis : Dieu [Seul] donne la vie par une première création et la redonne… » (Coran, 10-34)

« Tout Nafs goûtera la mort. Mais c'est seulement Al-Yāwm Al-Qiyāma [« Rencontre Universelle »] que vous recevrez votre entière rétribution. Quiconque donc sera écarté du Nār [« Feu »] et introduit au Janna [« Paradis »], aura certes réussi. Et la vie présente n'est qu'un objet de jouissance trompeuse. » (Coran, 3-185)

Ce qui est appelé mort repose sur deux conceptions du rapport entre la finalité et l'individu. Pour l'individu voué à la mort, la finalité qui s'empare de lui est externe, relevant de la divinité qui fixe un déterminisme considéré comme implacable et imprégné d'inéluctabilité. La finalité interne, quant à elle, telle que l'individu se sent appelé à retourner vers son Créateur, Dieu le convoque. Dès lors, la mort apparaît comme une convocation évidente qui ne relève d'aucune ambiguïté. En tous les cas, le retour à Dieu relève de la clairvoyance, d'une certitude subjective. L'homme n'a-t-il pas été averti par les Messages divins ? Dieu n'a-t-il donc pas attiré son attention sur Al-Yāwm Al-Qiyāma ? Dieu ne l'a-t-il pas mis en garde sur les conséquences de ses actes ?

D - Jugement et Rétribution : Janna ou Jahānāmā[55]

Al-Yāwm al-Qiyāma ou la *Rencontre Universelle* est la résultante ou le principe effectif ontologique.

La *Rencontre Universelle* des humains [et d'autres entités] est clairement attestée par les énoncés coraniques. Cette rencontre se comprend comme le cours irrévocable des événements post mortem de l'individu qui met en place sa survie eschatologique, c'est à dire sa sentence et sa sanction : [*Jahānāmā* - « Enfer »] ou *sa rétribution* [*Janna* - « Paradis* »].

Jahanama et *Janna* sont une dualité de perspectives qui s'enracine directement dans la condition humaine elle-même. En effet, tout être conscient se représentant en pensée sa propre mort l'appréhende comme sa véritable fin. Néanmoins, cette irréfutable conviction intérieure est tempérée par les révélations coraniques qui rassurent d'un

---

[55] NAS E. BOUTAMMINA, « La Mort - Approche anthropologique et eschatologique », Edit. BoD, Paris [France], novembre 2015.

espoir incontestable. C'est l'attente avec confiance de la réalisation al-Yāwm al-Qiyāma d'une rétribution très précise ou déterminée. Par conséquent, il ne tient qu'à l'Homme, par ses actes et sa conviction, d'acquérir ce sentiment qui l'incline à espérer ou à désespérer.

Conclusion

La création de l'Homme dans toute sa dimension *corpo-rouho-nafsique* fait partie d'une évidence coranique bien établie. La Science qui a déjà soumis le Corps humain à ses observations, ses analyses et s'est rendue maitresse d'une certaine connaissance sur cet objet d'études doit également s'emparer d'autres objets d'examens à savoir le Rouh et le Nafs afin de leur donner un sens, s'en emparer pour leur donner un fondement rationnel, scientifique dirons-nous, et ne plus les cloîtrer dans une perception métaphysique ou théologique. C'est l'unique manière d'appréhender dans sa globalité l'Homme afin d'arriver à la pleine connaissance, à la pleine conscience de celui-ci.

L'Homme n'est pas apparu sur Terre par accident et selon un processus lié au hasard ou à un quelconque phénomène évolutionniste. Sa présence dans l'Univers est le résultat d'une action créatrice réfléchie qui suit un schéma parfaitement pensée et pour un but bien précis.

A la question ontologique posée par l'Humanité : « *Pourquoi l'Homme existe-t-il ?* », le Coran, au verset 51-56, nous donne la réponse tout aussi ontologique :

« *Je n'ai créé les Jinn et les hommes que pour qu'ils Me vouent un culte* [« *Wa Mā Khalaqtu Al-Jinna Wa Al-Insa Illā Liyahbudūni* »]

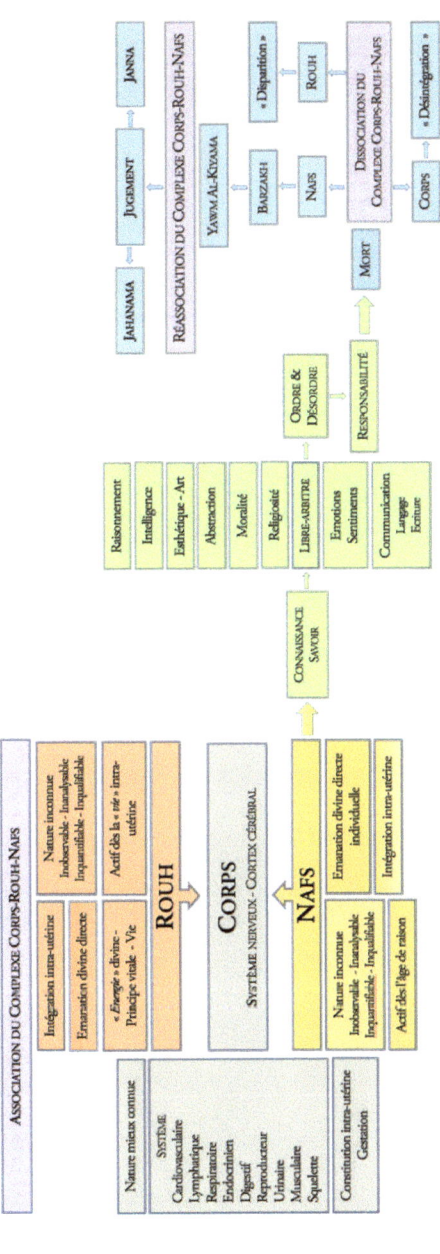

Caractérisation du Complexe Corps-Rouh animal

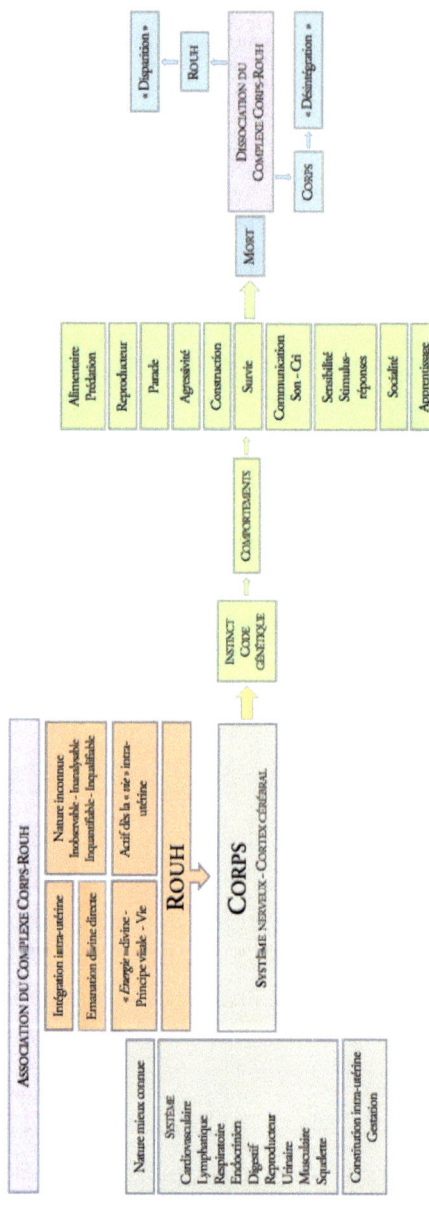

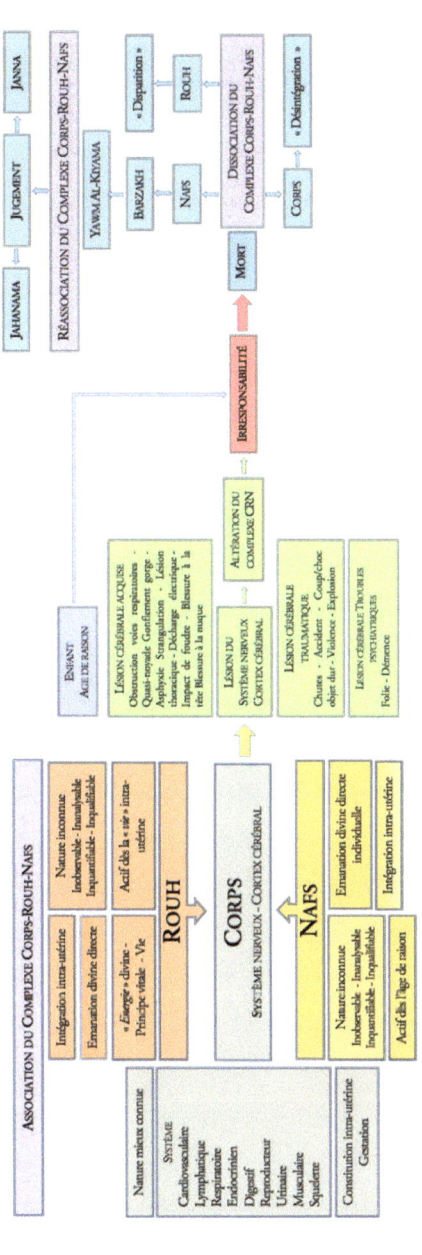

HOMME CARACTERISATION ONTOLOGIQUE

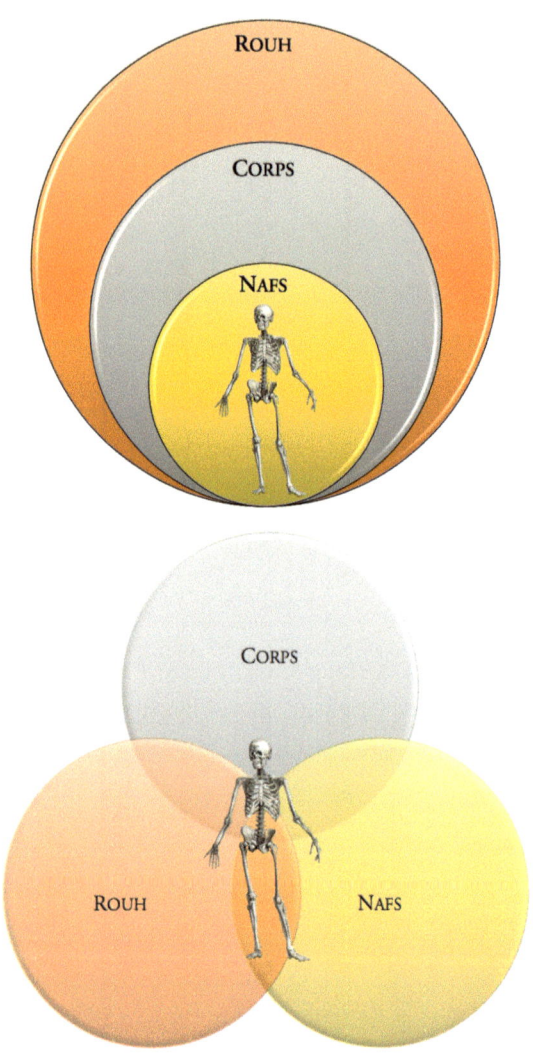

Animal caracterisation ontologique

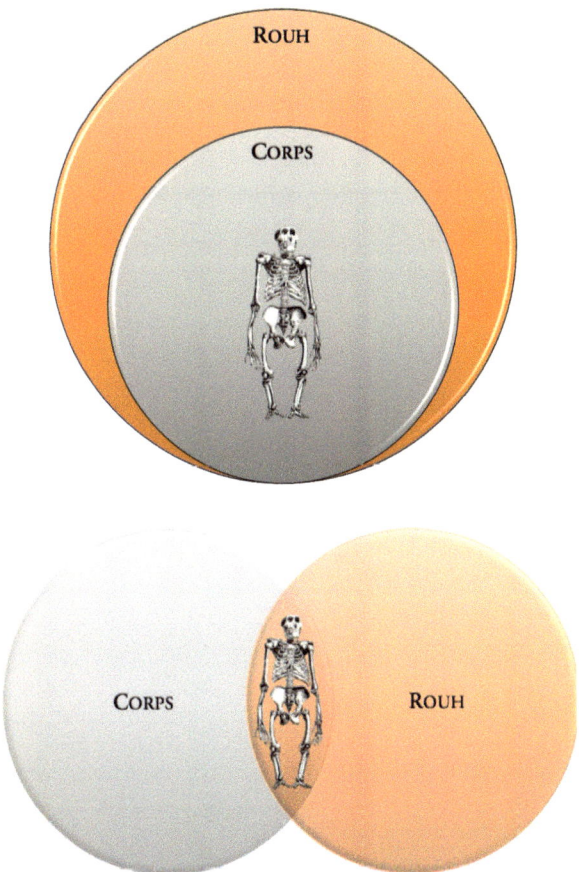

Index alphabétique

A

Absence de vie, 47
ADN, 28
Âge de raison définition, 74
Air atmosphérique, 42
Al-Yāwm al-Qiyāma, 97
Analyse cladistique, 29
Ancêtres communs, 21
Animal, 22
Arbre phylogénétique, 20
Argile, 38
Atomes, 35

B

Berzarh définition, 93
Bien notion, 24
Biologie du développement, 23
Boue, 38

C

Cerveau, 65
Cervelet, 67
Clades, 21
Classification classique, 22
Classification phylogénétique, 20
Cœur, 44
Cognition, 57
Communication [langage, écriture],, 57
Complexe, 23
Complexe Corps-Nafs, 53
Complexe Corps-Rouh, 30
Complexe Corps-Rouh [complexe CR], 50
Complexe Corps-Rouh-Nafs, 54
Complexe Corps-Rouh-Nafs siège, 65
Complexe Nafs, 57
Complexe Rouh, 47
Complexe Rouh-Nafs., 34
Conception du Corps, 52
Conscience morale définition, 75
Coran, 24
Corps atomique, 51
Corps élément ontologique, 33
Corps fonctionnement, 33
Corps humain, 30
Corps humain composition, 36
Corps humain définition, 33
Corps humain et systèmes, 42
Corps humain fonction, 42
Cortex cérébral, 65, 67

Création, 24
Création Homme
Antiquité, 39
Crêtes neurales, 44

D

Darwinisme, 20
Déistes, 30
Désordre, 24, 63
Désordre définition, 25
Destin humain, 87
Diencéphale, 67
Dimorphisme sexuel, 35
Dissociation complexe CRN, 90

E

Eau corps humain, 35
Eclectique, 20
Eléments chimiques dans Corps, 37
Embryogenèse, 43
Embryon, 51
Encéphale, 67
Épithalamus, 68
Eschatologie, 23
Eschatologique, 23
Espèce, 22
Eucaryotes, 22
Evolution, 19
Evolution phylétique, 81
Evolutionnisme, 20
Evolutionniste, 19

F

Facultés d'abstraction, 27
Feldspaths, 38
Finalité déterminée, 34

G

Gardiens, 31
Ghaīyb [Imperceptible], 58

H

Hādām libre-arbitre, 64
Hétérotrophe, 22
Hétérotrophes, 22
Hominidés, 19
Hominisation, 19
Homme, 19
Homme de poussière, 39
Homme eschatologique, 87
Humus, 41
Hypothalamus, 68

I

Iblis, 63
Iblis libre-arbitre, 64
Inactivation du complexe CRN, 72
Intelligence Suprême, 34
Islam, 24

J

Jahānāmā, 96

Janna, 96
Jugement dernier, 23
Jugement et Rétribution, 96

K

Khālīfa, 61

L

Langage articulé, 19
Lésion du cerveau, 72
Libre-arbitre, 57
Lois Univers, 24

M

Mal notion, 24
Malāyka et Nafs, 61
Malāyka position sur Nafs, 62
Mammifère, 19
Marduk, 40
Microorganisme, 42
Moelle spinale, 44
Molécules, 27, 35
Mort, 24, 90
Mort définition, 28
Mutationnisme, 20

N

Nafs, 29
Nafs absent chez animal, 78
Nafs changement état, 87
Nafs chez animal absence, 77
Nafs cognito-spirituel, 58
Nafs constitution, 58
Nafs et activité mentale, 58
Nafs et Berzarh, 93
Nafs et biologie, 57
Nafs et Rouh immatériels, 88
Nafs fonction, 58
Nafs liée à entité humaine, 59
Nafs Ordre et Désordre, 63
Nafs pouvoir du, 61
Nafs substance personnalisante, 60
Néodarwinisme, 20
Neutralisme, 20

Œ

Œuf primordial, 40

O

Ontogenèse, 23
Ontogénie, 23
Ontologie, 23
Ontologique, 23
Ordre, 24
Ordre de création, 33
Ordre définition, 25
Ordre et Désordre, 60
Organe, 35
Organiques, 22
Organogenèse, 43
Origine de l'Humanité, 27

P

Pédologie, 41
Phylogénèse, 19
Phylogramme, 20
Pongidae dépourvu de Nafs, 77
Poussière, 38
Primates, 19

R

Raison, 57
Raison définition, 74
Rencontre Universelle, 23, 94
Recherche scientifique, 30
Religions, 23
Religiosité, 29
Responsabilité définition, 75
Rétribution, 23
Rouh, 29, 47
Rouh connaissance, 51
Rouh constitution, 49
Rouh fonction, 53
Rouh fragile, 50
Rouh principe énergétique, 54
Roûh siège du Principe Vitale, 77
Rouh signification, 53
Rouh \transitoire, 49

S

Sciences médicales et biologiques, 27

Sens commun définition, 74
Silicates, 41
Singe [Pongidae], 78
Sol composition, 41
Sous-thalamus, 69
Stimuli déclenchants animal, 81
Suméro-babylonienne démiurgique, 24
Synthétiste, 20
Systématique évolutionniste, 20, 29
Système nerveux central, 44

T

Taxonomie, 20
Télencéphale, 67
Terre, 38
Thalamus, 68
Théologie, 23
Tronc cérébral, 67
Tube neural, 44

U

Univers, 24

V

Véracité humaine, 34
Vérité divine, 24
Vie, 24, 42
Vie et Rouh, 52
Vie notion, 28
Vivant, 24

Y

Yāwm al-Qiyāma [Rencontre Universelle], 61

Z

Zoologie, 22

Table des matières

Introduction 15

I - Quelques définitions concises 19
   A - Homme 19
   B - Hominisation 19
   C - Evolution 19
   D - Systématique évolutionniste ou évolutionnisme 20
   E - Cladistique ou systématique phylogénétique 21
   F - Animal 22
   G - Ontologie/Ontologique 23
   H - Eschatologie/Eschatologique 23
   I - Complexe 23
   J - Ontogenèse ou Ontogénie 23
   K - Vie/Vivant 24
   L - Mort 24
   M - Ordre & Désordre 24

II - L'Homme entité singulière 27

III - Le Corps humain 33
   A - Définition 33
   B - Constitution 33
   C - Eléments composant le corps humain 36
     1 - Allusion à l'Homme et la poussière, la terre, l'argile, la boue 38
        a - Poussière 38
        b - Terre 38
        c Argile 38
        d - Boue 38
     2 - Composition du sol : poussière, terre, argile, boue 41
     3 - Fonction du Corps 42
     4 - Embryogenèse - Organogenèse 43

a - Cœur 44
b - Système nerveux central 44

IV - Le complexe Rouh 47
A - Définition 47
B - Précarité du Rouh 49
C - Constitution : état des connaissances 51
D - Fonctions du Rouh 53

V - Le complexe Nafs 57
A - Définition 57
B - Constitution : état des connaissances 58
C - Fonctions du Nafs 58
D - Le pouvoir du Nafs : discours malākien 61
  1 - Le cortex cérébral : approche anatomie-fonctionnalité 65
  2 - Inactivation du complexe CRN 72
    a - Altération de la fonction du cortex cérébral 72
     - Lésion cérébrale acquise 72
     - Lésion cérébrale traumatique 73
     - Troubles mentaux 73
    b - Quelques définitions 74
     - Raison 74
     - Sens commun 74
     - Âge de raison 74
     - Conscience morale 75
     - Responsabilité 75

VI - Animal caractérisation ontologique 77
A - Absence du Nafs chez l'animal [Pongidae -singes-] ..77

VII - L'Homme où va-t il [sa destinée] ? 87
A - Approche eschatologique 87
B - Berzarh ou « période » pré-Yāwm Al-Qiyāma 93
  1 - Le Berzarh - Définition 93
C - Jour de la Rencontre Universelle 94
D - Jugement et Rétribution : Janna ou Jahānāmā 96

Conclusion..99

Index alphabétique..111

Table des matières..119